Sporternährung kompakt

Hinweis zum Sprachgebrauch: Aus Gründen der besseren Lesbarkeit wird in diesem Buch durchgehend die männliche Anredeform verwendet. Sie ist sozusagen als „neutrale" Anredeform zu verstehen und schließt die weibliche Anredeform ein. Nur in den Fällen, in denen es aufgrund des Inhalts erforderlich ist, zwischen Frauen und Männern zu unterscheiden, werden explizit beide Geschlechter erwähnt.

Das vorliegende Buch wurde sorgfältig erarbeitet. Dennoch sind alle in „Sporternährung kompakt" aufgeführten Informationen ohne Gewähr. Jede Umsetzung der Empfehlungen erfolgt auf eigene Gefahr des Lesers/Anwenders. Grundsätzlich rät die Autorin jedem Leser/Anwender, mit dem jeweils behandelnden Arzt zu besprechen, inwieweit die geplanten Vorgehensweisen individuell geeignet sind. Für eventuelle Nachteile oder Schäden, die aus den Ausführungen in *Sporternährung kompakt* resultieren, wird seitens des Verlags/der Autorin keine Haftung übernommen.

Claudia Pauli

SPORT ERNÄHRUNG

KOMPAKT

Der Weg zur optimalen Leistung

Meyer & Meyer Verlag

Sporternährung kompakt

Bibliografische Information der Deutschen Bibliothek
Die Deutsche Bibliothek verzeichnet diese Publikation in der Deutschen Nationalbibliografie; detaillierte bibliografische Details sind im Internet über <http://dnb.ddb.de> abrufbar.

Auckland, Beirut, Dubai, Hägendorf, Hongkong, Indianapolis, Kairo, Kapstadt, Manila, Maidenhead, Neu-Delhi, Singapur, Sydney, Teheran, Wien

Member of the World
Sport Publishers' Association (WSPA)

Gesamtherstellung: Print Consult GmbH, München
ISBN 978-3-89899-930-4
E-Mail: verlag@m-m-sports.com
www.dersportverlag.de

INHALT

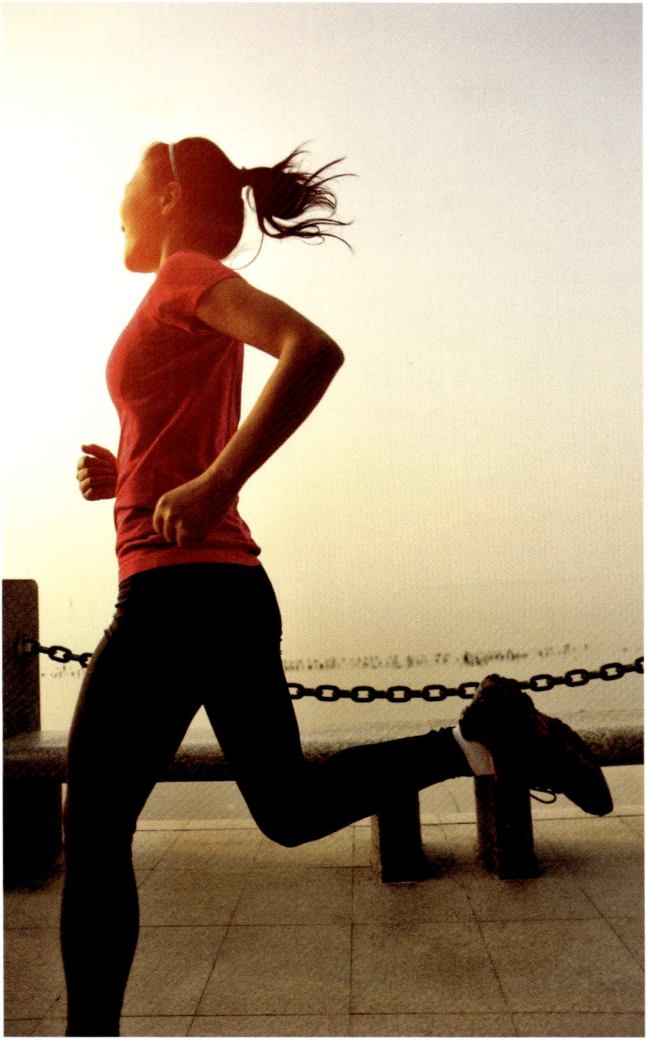

VORWORT

Liebe Leserinnen und Leser,
liebe Sportfreundinnen und Sportfreunde,

ich freue mich sehr, dass Sie sich für das Thema „Sporternährung" interessieren und in diesem Zusammenhang zu diesem Ratgeber gegriffen haben!

Ich möchte Ihnen in den nachfolgenden Kapiteln einige Informationen an die Hand geben, wie Ihr Organismus z. B. die Energie gewinnt, die er benötigt, um Muskeln tätig werden zu lassen, welche Substanzen in welcher Menge und aus welchen Gründen über Nahrung und Getränke zugeführt werden sollten, damit alle Stoffwechselprozesse optimal ablaufen, und welches Verhalten in puncto Ernährung generell sinnvoll ist – zum einen, um langfristig gesund zu bleiben, aber nicht zuletzt auch, damit bestmögliche Leistungen zustande kommen können.

Denn aus meiner Sicht beeinflusst die Ernährung die individuelle Leistungsfähigkeit in hohem Maße: Eine gezielte und dem individuellen Bedarf entsprechende Nahrungs- und Flüssigkeitsaufnahme ergänzt Faktoren wie umfangreiches und intensives Training, eine qualitativ hochwertige Ausrüstung, ein gutes taktisches Verständnis etc. – und nur, wenn das „Gesamtpaket" stimmt, sind Höchstleistungen möglich.

Sicherlich haben Sie schon die Erfahrung gemacht, dass Sie während des Sporttreibens plötzlich feststellten: Oh, ich fürchte, ich hätte vor dem Training noch etwas essen sollen, mir fehlt auf einmal Kraft. Noch folgenreicher ist ein solcher Umstand natürlich, wenn er im

Wettkampf auftritt. Ein anderes Beispiel: Sie konnten sich nicht erklären, warum Sie in einem Rennen, das nur wenige Stunden nach einem vorangegangenen Wettkampf (z. B. Halbfinallauf und Finallauf in der Leichtathletik) stattfand, nicht die Leistung gezeigt haben, die Sie – aufgrund der Trainingswerte, aufgrund des Ergebnisses im Rennen davor etc. – eigentlich hätten erbringen können. Wie sich Situationen dieser Art vermeiden lassen und wie die Ernährung dazu genutzt werden kann, die jeweilige Sportart bzw. Disziplin bestmöglich auszuüben, erfahren Sie in diesem Ratgeber.

Ich möchte Ihnen „den Weg zur optimalen Leistung" aufzeigen, wobei es sich dabei – das ist mir wichtig, zum Ausdruck zu bringen – in erster Linie um den *von mir* als zweckmäßig empfundenen Weg handelt. Hinsichtlich bestimmter Aspekte existieren ganz allgemein unterschiedliche Ansichten und auch verschiedene Studien kommen mitunter nicht zu gleichen Ergebnissen.

Generell habe ich versucht, das Thema „Sporternährung" so unkompliziert wie möglich aufzubereiten. D. h., ich verzichte an vielen Stellen darauf, allzu sehr ins Detail zu gehen, sondern gebe eher einen Überblick bzw. die „allgemeine Richtung" vor – entsprechend des Buchtitels. Davon erhoffe ich mir, dass Sie meine Ausführungen im Optimalfall auf Anhieb verinnerlichen und Sie sich im Alltag in puncto Nahrungs- und Flüssigkeitsaufnahme gewissermaßen automatisch so verhalten, dass es Ihnen dienlich ist.

Genauso habe ich mich dazu entschlossen, vielfach konkrete Zahlen wegzulassen. So werden Sie z. B. keine Referenzwerte in Bezug auf Vitamine und Mineralstoffe finden. Denn wenn ich z. B. lese, dass ich Vitamin B_2 (Riboflavin) in einer Menge von 1,2 mg/Tag zu mir nehmen sollte, frage ich mich stets, wie ich im Alltag kontrollieren bzw. gewährleisten kann, dass ich mich den Empfehlungen entsprechend verhalte. Dies ginge meiner Ansicht nach nur dann, wenn ich all das, was ich an einem Tag an Nahrung und Flüssigkeit zu mir nehme, abwiegen bzw. abmessen sowie mit den Angaben auf Verpackungen und Angaben in der Fachliteratur abgleichen würde. Dabei würde Essen und Trinken auswärts, d. h., z. B. mittags in einer Kantine, ein genaues Nachhalten der zugeführten Mengen erschweren.

Diese Umstände bedeuten m. E. einen erheblichen organisatorischen und zeitlichen Aufwand, der ggf. zu Unzufriedenheit und einem Druckgefühl führt. Weder das eine noch das andere sollten jedoch mit dem Thema „Ernährung" verbunden sein. Ich möchte zwar Möglichkeiten aufzeigen, wie man sich gezielt ernähren und damit seine Leistung verbessern kann. Gleichzeitig ist es mir aber wichtig, zu betonen, dass dies niemals als „beschwerlich", zwanghaft o. Ä. empfunden werden darf. Ist dies der Fall, kann trotz einer dann ggf. optimalen Ernährung keine optimale Leistung zustande kommen – einfach, weil die Psyche (mehr oder weniger stark) leidet. Und auch diese muss „intakt" sein, möchte man seine bestmögliche Leistung abrufen.

Auf die Angabe von Referenzwerten habe ich auch deshalb verzichtet, weil sich an vielen Stellen im Buch zeigt, dass immens viele Faktoren eine Rolle spielen, will man ermitteln, welche Substanzen in welcher Menge optimal für den Organismus sind. Die Zahlen müssen daher immer mit Blick auf die individuellen Gegebenheiten aufgenommen werden –, gerade auch, weil sie sich oftmals nicht direkt auf Sporttreibende beziehen. Dabei haben diese in unterschiedlicher Hinsicht einen erhöhten Bedarf.

Ich hoffe zudem, dass die zahlreichen Tabellen und Abbildungen, die ich in die Texte integriert habe, dazu beitragen, dass die Theorie leicht nachzuvollziehen ist. Ich kann mir Sachverhalte stets besonders gut merken, wenn ich sie übersichtlich dargestellt vor mir habe und sozusagen ein „Foto" von ihnen machen kann. Dieses habe ich, auch wenn das entsprechende Buch zugeklappt ist, vor Augen und kann mich am „Fotoinhalt" orientieren. An den Stellen, an denen innerhalb der Tabellen oder Abbildungen keine bestimmte Reihenfolge im Hinblick auf die aufgeführten Stichpunkte eingehalten werden musste (z. B. weil kein Aspekt „wichtiger" ist als der andere), habe ich vielfach auf eine alphabetische Sortierung zurückgegriffen. Auch dieses Verfahren trägt bei mir dazu bei, dass ich mir Auflistungen besonders gut merken kann. Vielleicht kommt Ihnen diese Vorgehensweise ja ebenfalls gelegen!

Neben der Theorie finden Sie in *Sporternährung kompakt* zahlreiche Tipps für die Praxis, die Ihnen hoffentlich erheblichen Nutzen bringen. Sie sind optisch speziell kenntlich gemacht und sind dadurch ebenfalls besonders einprägsam.

In diesem Sinne wünsche ich Ihnen, dass Sie diesem Ratgeber zum einen vielfältige Informationen entnehmen, die zudem für Sie zweckmäßig sind, und Sie das Lesen insgesamt als kurzweilig empfinden!

Ihre

Claudia Pauli

EINLEITUNG

Eine dem individuellen Bedarf angepasste Nahrungs- und Flüssigkeitszufuhr kann entscheidend dazu beitragen, die eigene Leistungsfähigkeit zu steigern. Dies gilt nicht allein, aber in besonderer Weise, im Hinblick auf sportliche Aktivitäten. In diesem Buch wird auf leicht verständliche Art der Zusammenhang zwischen einer bewusst gestalteten Ernährung und dem persönlichen Potenzial bei der Sportausübung erläutert. So wird z. B. dargestellt, wie sich der eigene, tägliche Energiebedarf bestimmen lässt, welche Nährstoffe in Bezug auf die Energiegewinnung des Organismus eine Rolle spielen, welche Bedeutung Vitamine bzw. Mineralstoffe speziell für den Athleten haben und wie es gelingt, den Flüssigkeitshaushalt des Organismus bestmöglich zu gestalten. Darüber hinaus werden in *Sporternährung kompakt* auch Aspekte wie „vegetarische Ernährung" und „Nahrungsergänzungsmittel" im Rahmen separater Kapitel angesprochen.

Zielgruppe dieses handlichen Ratgebers sind primär ambitionierte Fitnesssportler, wobei ein Großteil der dargebotenen Empfehlungen durchaus auch der Optimierung der Leistungsfähigkeit in Alltagssituationen dient. Außerdem können die in *Sporternährung kompakt* enthaltenen Hinweise u. a. für Trainer und Übungsleiter sowie für Lehrkräfte, Referendare und Studierende im Fach Sport interessant sein. Die Ausführungen gelten z. T. sportartenübergreifend, teilweise sind sie aber auch auf spezielle Sportarten/Disziplinen zugeschnitten. Dabei finden alle Sportartengruppen Berücksichtigung.

Das Buch beinhaltet neben theoretischen Ausführungen zudem zahlreiche Tipps für die Praxis. So wird z. B. ausführlich erläutert, was es an einem Wettkampftag hinsichtlich der Nahrungs- und der Flüssigkeitszufuhr zu beachten gilt. Auf diese Weise kann jeder Sportler auch in puncto Ernährung entsprechende Voraussetzungen schaffen, dass Rennen, Spiel, Übung & Co. erfolgreich verlaufen.

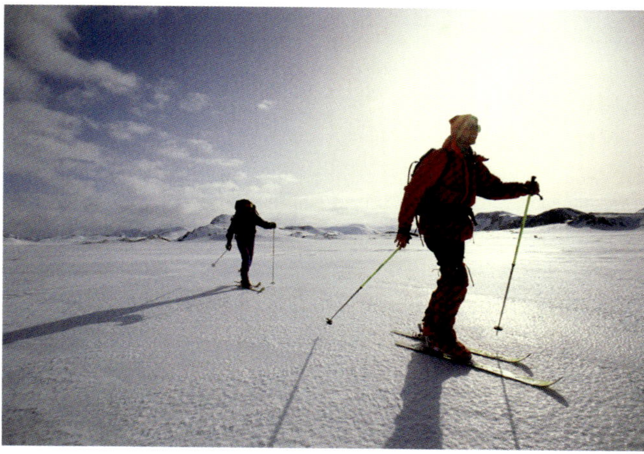

Den Auftakt machen in *Sporternährung kompakt* Grundregeln für eine gesunde Ernährung: Wie viel Fett sollte ich pro Tag maximal aufnehmen? Was versteht man unter „leeren Kalorien"? etc. Auf diese und weitere Fragen erhalten Sie in Kapitel 1 Antworten. Anschließend werden die Fragen erörtert, inwieweit die Ernährung Einfluss auf die sportliche Leistungsfähigkeit hat und inwieweit der tägliche Energiebedarf individuell unterschiedlich ausfällt. Die Kapitel 4 bis 7 befassen sich mit der Energiegewinnung im Organismus, speziell im Hinblick auf muskuläre Aktivitäten. So wird ausführlich erläutert, welche Rolle die verschiedenen energieliefernden Nährstoffe – Kohlenhydrate, Fette und Eiweiße – in diesem Zusammenhang spielen. Dabei rundet ein separates Kapitel zum Thema „Ballaststoffe" die Ausführungen zum Thema „Kohlenhydrate" ab.

In den Kapiteln 8 und 9 steht die Bedeutung von Vitaminen und Mineralstoffen im Organismus und speziell für den Athleten im Vordergrund. Angehängt ist ein Kapitel, in dem Sie erfahren, wie die tägliche Flüssigkeitszufuhr gestaltet werden sollte. Danach steht der Wettkampf im Fokus der Ausführungen: Wie sollte ich mich im Vorfeld eines Rennens, Spiels etc. ernähren? Was gilt es im Hinblick auf die Durchführungsphase des Wettkampfs zu beachten? Und: Welche Empfehlungen gelten in Bezug auf Nahrungs- und Flüssigkeitsaufnahme für die Zeit nach dem Wettkampf?

Abgeschlossen wird *Sporternährung kompakt* mit Ernährungsempfehlungen für Athleten, die Vegetarier sind, sowie mit Informationen zum Thema „Nahrungsergänzungsmittel".

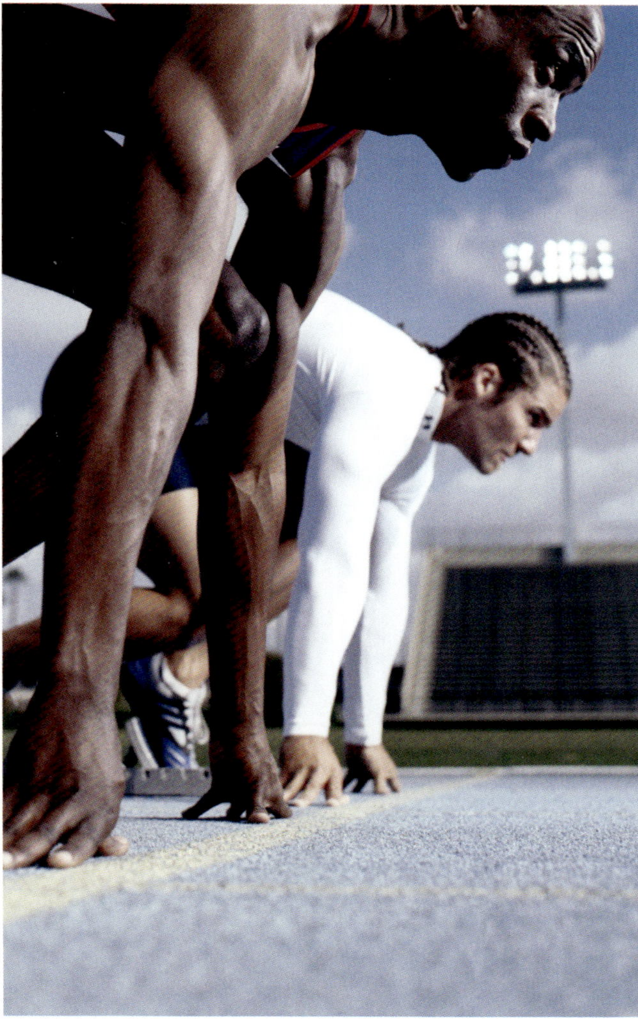

KAPITEL I

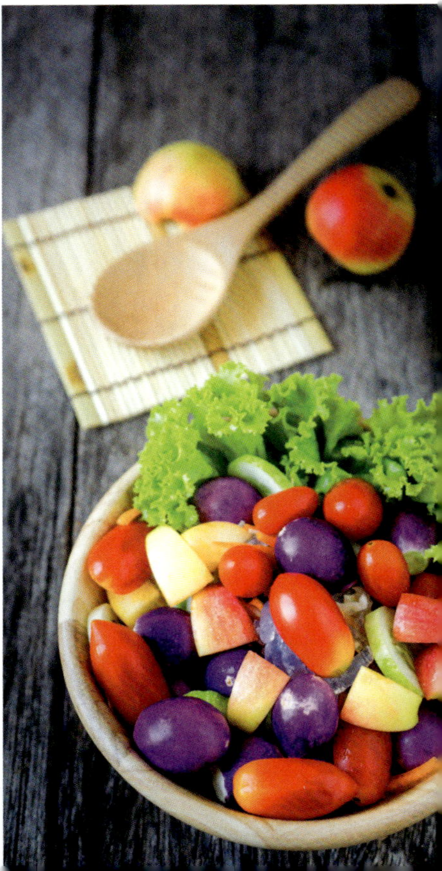

SPORTERNÄHRUNG KOMPAKT: 15 FRAGEN – UND DIE ENTSPRECHENDEN ANTWORTEN

1 WELCHE GRUNDREGELN IN BEZUG AUF EINE GESUNDE ERNÄHRUNG EXISTIEREN?

Unabhängig z. B. davon, ob man sportlich aktiv ist bzw. welche Sportart/Disziplin man betreibt, auf welchem Niveau man „seinen" Sport ausübt, wie intensiv man trainiert und welche körperlichen Voraussetzungen man „mitbringt", existieren einige Grundregeln im Hinblick auf die Ernährung, die man beachten sollte:

1. *Ernähren Sie sich Ihrem Energiebedarf entsprechend!*

Es gibt nicht *den* Energiebedarf, sondern jeder Mensch hat einen individuellen, täglichen Energiebedarf. Dieser ist u. a. davon abhängig, wie groß und wie schwer derjenige ist und wie stark er pro Tag körperlich aktiv ist (vgl. Kap. 3). Um mit der Nahrungs- und Flüssigkeitsaufnahme optimal seinem Energiebedarf zu entsprechen und damit auch Voraussetzungen zu schaffen, dass die bestmögliche Leistung abgerufen werden kann, ist es erforderlich, seinem Organismus

- alle benötigten Substanzen (z. B. Kohlenhydrate, Fette, Mineralstoffe) zuzuführen,
- alle benötigten Substanzen in entsprechender Menge (z. B. deutlich mehr Kohlenhydrate als Fette, deutlich mehr Kalzium als Eisen) zuzuführen,
- die Portionsgröße jeweils auf den individuellen Bedarf abzustimmen,
- die Häufigkeit, in der ein bestimmtes Nahrungsmittel konsumiert wird, auf den individuellen Bedarf abzustimmen.

2. Ernähren Sie sich vollwertig!

Um eine vollwertige Ernährung zu gewährleisten, ist es erforderlich, viele verschiedene Nahrungsmittel auszuwählen. Gleichzeitig sollten diese Nahrungsmittel in Bezug auf den individuellen Bedarf günstig kombiniert werden: Wer z. B. einen besonders hohen Bedarf an Kohlenhydraten hat, der muss seinen Speiseplan so zusammenstellen, dass die täglich aufzunehmende Gesamtenergiemenge zu einem entsprechend hohen Anteil aus Kohlenhydraten besteht. Grundsätzlich sollten im Rahmen einer vollwertigen Ernährung nährstoff- bzw. energiereiche sowie nährstoff- bzw. energiearme Nahrungsmittel in einer geeigneten Menge verzehrt werden. Dabei muss stets der individuelle Gesamtenergiebedarf berücksichtigt werden.

TIPP

Je weniger Nahrung man insgesamt zu sich nimmt, umso wichtiger ist es, dass man vollwertige Nahrungsmittel auswählt. Ansonsten ist die Gefahr noch größer, dass ein Mangel z. B. in Bezug auf Vitamine oder Mineralstoffe entsteht, als sie es ohnehin durch die eingeschränkte Nahrungsaufnahme schon ist.

3. *Konsumieren Sie bevorzugt Nahrungsmittel mit einer hohen Nährstoffdichte! Sie enthalten viele lebensnotwendige Inhaltsstoffe.*

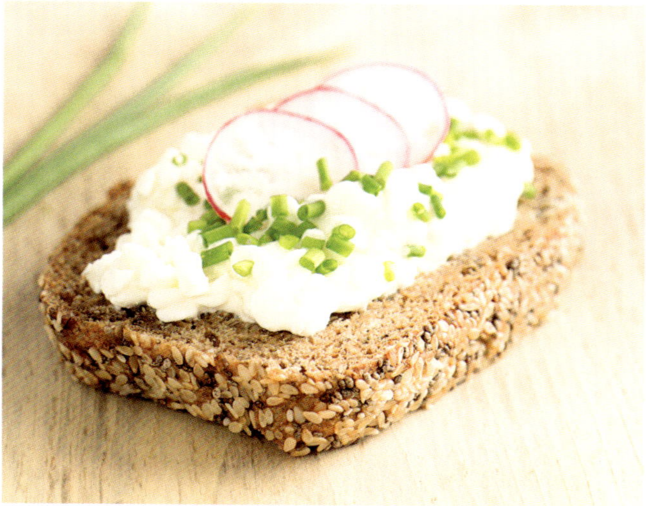

Nahrungsmittel unterscheiden sich u. a. stark hinsichtlich ihrer Nährstoffdichte. Diese gibt an, wie groß die Menge der in 1.000 kcal des betreffenden Nahrungsmittels enthaltenen Mikronährstoffe (z. B. Vitamine, Mineralstoffe) ist. Je höher die *Nährstoffdichte* ist, desto mehr Vitamine, Mineralstoffe etc. sind in dem entsprechenden Nahrungsmittel vorhanden und umso „ernährungsphysiologisch wertvoller" ist dieses. Es verfügt somit in dieser Hinsicht über eine hohe Qualität. Vor diesem Hintergrund sollten z. B. stets Vollkornprodukte gegenüber Weißmehlprodukten bevorzugt werden (vgl. Tab. 1). Genauso sollten sehr fettreiche und stark zuckerhaltige Nahrungsmittel nur vergleichsweise selten auf dem Speiseplan stehen.

Tab. 1: Beispiele für Nahrungsmittel mit einer hohen/niedrigen Nährstoffdichte. Eigene Darstellung

Hohe Nährstoffdichte ☺	Niedrige Nährstoffdichte ☹
Fettarme Milch	Alkohol
Fettarme Milchprodukte	Pommes frites
Gemüse	Stark fetthaltige Nahrungsmittel
Magerer Fisch	Stark zuckerhaltige Nahrungsmittel
Mageres Fleisch	Weißmehlprodukte
Obst	
Pellkartoffeln	
Vollkornprodukte	
Mineralstoffreiches Mineralwasser	

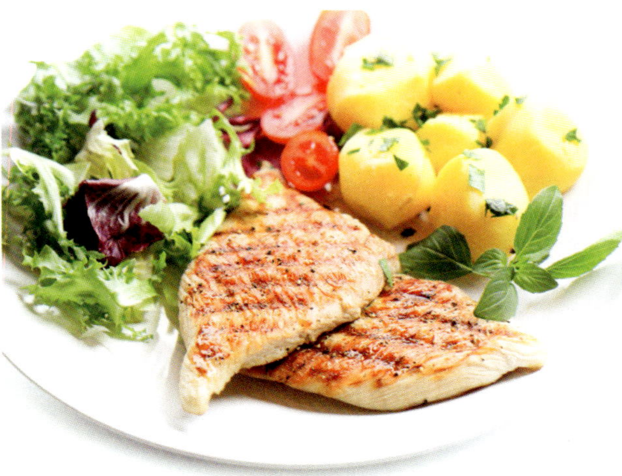

Wer Vollkornprodukte zu sich nimmt, tut seiner Gesundheit etwas Gutes: Das Korn enthält – unterschiedlich „verteilt" auf seine verschiedenen Bestandteile – viele Ballaststoffe, Vitamine und Mineralstoffe (vgl. Kap. 5, 8, 9) sowie komplexe Kohlenhydrate, die den Blutzuckerspiegel über einen langen Zeitraum konstant halten (vgl. Kap. 5), und Eiweiß. „Echte" Vollkornprodukte werden aus dem ganzen Korn hergestellt, d. h., der Keim, die Schale und der sogenannte *Mehlkörper* bleiben bestehen. Weißmehlprodukte hingegen weisen weder Keim noch Schale auf. Dadurch sinkt der Gehalt an z. B. Mineralstoffen und Ballaststoffen erheblich. Genauso sind die Kohlenhydrate, die in Weißmehlprodukten zu finden sind, kurzkettiger.

Wenn Sie sichergehen wollen, dass Sie tatsächlich Vollkornprodukte zu sich nehmen, sollten Sie ausschließlich Nahrungsmittel auswählen, die als „Vollkornprodukte" ausgewiesen sind (z. B. auf der Verpackung). Es ist nämlich ein Trugschluss, zu denken, dass es sich bei allen verhältnismäßig dunklen Produkten (z. B. Brot) um Vollkornprodukte handelt. Bei Schwarzbrot etwa ist wie bei Weißbrot das Korn komplett ausgemahlen. Damit verfügt Schwarzbrot ebenfalls über vergleichsweise wenige Nährstoffe – der Teig wurde lediglich „dunkel eingefärbt". Auch Brote, die als „Körnerbrot" oder „Mehrkornbrot" deklariert sind, sind häufig keine Vollkornprodukte im eigentlichen Sinne. Hinweise darauf, dass man „wirkliches" Vollkornbrot vor sich hat, findet man in der Zutatenliste: In ihr muss in dem Fall z. B. „Roggenvollkornmehl" oder „Dinkelvollkornmehl" ganz vorne aufgeführt sein.

TIPP

Ersetzen Sie z. B. Weißbrot durch Vollkornbrot, Nudeln aus Hartweizengrieß durch Vollkornnudeln und geschälten Reis durch Vollkornreis. Übrigens gibt es auch Vollkornnudeln inzwischen in verschiedenen Varianten – neben den „klassischen" Spaghetti z. B. als Farfalle oder Spirelli.

4. *Bevorzugen Sie pflanzliche Nahrungsmittel! Ergänzen Sie die pflanzlichen Nahrungsmittel zwar in Maßen, aber dabei regelmäßig, mit tierischen!*

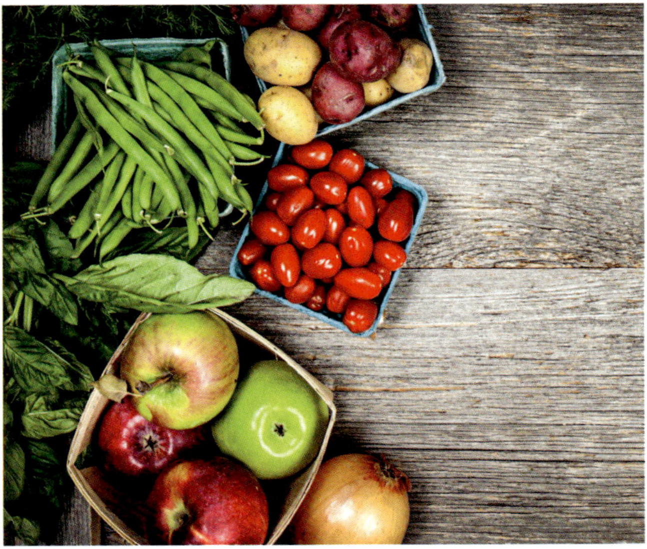

Pflanzliche Nahrungsmittel verfügen über eine hohe Nährstoffdichte, aber über einen geringen Energiegehalt, d. h., über wenige Kalorien. Dies ist auch dadurch bedingt, dass Obst und Gemüse wenig Fett enthalten. Zugleich sind sie grundsätzlich cholesterinfrei (vgl. Kap. 6) und sättigen gut. Gerade im Zusammenhang mit dem Säure-Basen-Haushalt (s. u.) spielt eine günstige Verteilung zwischen pflanzlichen und tierischen Nahrungsmitteln in der täglichen Ernährung eine wesentliche Rolle.

5. *Achten Sie auf einen ausreichenden Kohlenhydratanteil in der Nahrung! Insbesondere komplexe Kohlenhydrate, wie sie z. B. in Vollkornprodukten, Gemüse und Obst enthalten sind, sind zu empfehlen. Sie sorgen über einen vergleichsweise langen Zeitraum für einen stabilen Blutzuckerspiegel (vgl. Kap. 5).*

Komplexe Kohlenhydrate bestehen aus zahlreichen Zuckermolekülen. Da sie im Verdauungstrakt zunächst in einzelne Moleküle zerlegt werden müssen, bevor sie ins Blut gelangen können, benötigt der gesamte Aufspaltungsprozess mehr Zeit, als wenn Kohlenhydrate vom Organismus verarbeitet werden müssen, die aus deutlich weniger Molekülen bestehen. Entsprechend erhält der Organismus langsamer einen Nachschub an Energie, dafür wird diese aber gleichmäßiger und über einen deutlich längeren Zeitraum zur Verfügung gestellt. Der Blutzuckerspiegel erfährt somit keine abrupte Beeinflussung, sondern eine moderate. Dies stellt im Rahmen einer gesunden Ernährung und, sofern keine „Extremsituation" eintritt, in der besonders schnell Energie geliefert werden muss, die bevorzugte Art dar, den Organismus mit Energie zu versorgen.

6. *Nehmen Sie nur selten Nahrungsmittel zu sich, die über einen vergleichsweise hohen Kaloriengehalt verfügen!*

Wer viele Nahrungsmittel zu sich nimmt, die relativ viele Kalorien aufweisen, läuft schnell Gefahr, dass seine Energiebilanz nicht mehr ausgeglichen ist. In dem Fall würde mehr Energie aufgenommen, als – durch z. B. Sport – verbraucht würde. Unabhängig davon sind Nahrungsmittel mit einem hohen Kaloriengehalt im Rahmen einer gesunden Ernährung i. d. R. nicht günstig. Sie enthalten häufig viel Fett und/oder Zucker, weisen dafür aber eine relativ geringe Nährstoffdichte auf.

7. *Nehmen Sie nur selten Nahrungsmittel zu sich, die „leere Kalorien" enthalten! Sie sorgen schnell wieder für ein Hungergefühl.*

Auch Nahrungsmittel, die „leere Kalorien" enthalten, weisen nur eine geringe Nährstoffdichte auf, sind dafür aber reich an Fett und/oder Zucker. „Leere Kalorien" finden sich z. B. in Alkohol, Bonbons, Limonade, Gebäck, Kuchen und Schokolade.

8. *Bevorzugen Sie insgesamt fettarme Nahrungsmittel!*

Nicht allein zwischen Nahrungsmitteln aus verschiedenen Nahrungsmittelgruppen existieren mitunter sehr große Unterschiede in Bezug auf deren Zusammensetzung (z. B. Anteile der energieliefernden Nährstoffe, Vitamingehalt). Vielmehr bestehen mitunter selbst innerhalb der einzelnen Nahrungsmittelgruppen diesbezüglich (mehr oder weniger starke) Differenzen. Während z. B. Salami pro 100 g verzehrbaren Anteils 33,3 g Fett enthält, sind es bei Kochschinken 3,33 g (vgl. Pauli & Girreßer, 2014, S. 147). Entsprechend ist auch der

Energiegehalt sehr unterschiedlich. Der Fettanteil an der täglichen Gesamtenergiezufuhr sollte maximal 25-30 % betragen (vgl. Kap. 2). Wird diese Grenze langfristig überschritten, leidet die Gesundheit.

TIPP

Wer z. B. gerne Milch trinkt bzw. in der Küche viel mit Milch „arbeitet", sollte auf die halbfette (1,5 % statt 3,5 %) Variante zurückgreifen. Auch in Bezug auf z. B. Joghurt (fettarmer statt Sahnejoghurt) und Käse (max. 30 % Fett in der Trockenmasse; vgl. Kap. 3) gibt es etliche Möglichkeiten, gezielt fettarme Produkte auszuwählen. Relativ fettarmer Aufschnitt ist z. B. gekochter Schinken, Lachsschinken und Putenbrust. Statt Sahneeis sollte derweil Fruchteis ins Hörnchen kommen. Bratkartoffeln oder Pommes frites sind im Optimalfall durch Pellkartoffeln oder Ofenkartoffeln zu ersetzen.

9. *Achten Sie in Bezug auf die Aufnahme von Fett darauf, möglichst hochwertige Fettsäuren zu sich zu nehmen!*

Ebenso wie verschiedene Arten an Kohlenhydraten existieren, gibt es auch unterschiedliche Fettsäurenarten (vgl. Kap. 6). Während einige möglichst selten zugeführt werden sollten, sind andere für den Organismus besonders wertvoll. Als besonders hochwertige und damit qualitativ wertvolle Fettsäuren gelten die sogenannten *Omega-3-Fettsäuren*, die in manchen Fischsorten vorkommen, sowie Fettsäuren, die in Nüssen enthalten sind. Eine weitaus niedrigere Qualität haben z. B. Fettsäuren, die in Gebäck enthalten sind. Im Zusammenhang mit

Nüssen ist allerdings zu bedenken, dass diese einen sehr hohen Kaloriengehalt aufweisen. Daher sollten Walnüsse, Cashewnüsse & Co. stets nur in Maßen konsumiert werden.

10. Achten Sie in Bezug auf die Aufnahme von Fett darauf, unterschiedliche Fettsäurenarten günstig zu kombinieren!

Man unterscheidet zwischen *gesättigten Fettsäuren*, *einfach ungesättigten Fettsäuren* und *mehrfach ungesättigten Fettsäuren* (vgl. Kap. 6). Im Rahmen einer gesunden Ernährung sollten die einfach ungesättigten Fettsäuren dominieren, gefolgt von den mehrfach ungesättigten Fettsäuren (= essenzielle Fettsäuren). Die gesättigten Fettsäuren sollten den geringsten Anteil an der Gesamtzufuhr von maximal 30 Energie-% Fett ausmachen.

11. Nehmen Sie primär Nahrungsmittel zu sich, die wenig Zucker enthalten!

Nahrungsmittel, wie Limonaden und Süßigkeiten, die viel Zucker haben, sollten im Rahmen einer gesunden Ernährung nur vergleichsweise selten und noch dazu in relativ geringer Menge konsumiert werden. Sie enthalten viele Kalorien, was die Gesamtenergiebilanz „ins Wanken" bringen kann. Zudem ist eine hohe Zuckerzufuhr ganz allgemein der Gesundheit nicht dienlich.

12. Nehmen Sie möglichst viele basenspendende Nahrungsmittel zu sich!

Bedingt durch die in Industrienationen heutzutage übliche Ernährung, kommt es oftmals zu einer Übersäuerung des Organismus, d. h., der sogenannte *Säure-Basen-Haushalt* kann durch das körpereigene Regulationssystem nicht mehr ausgeglichen werden. In dieser Situation liegen zu viele Säuren und zu wenige basenbildende Mineralstoffe vor. Ist dies über einen längeren Zeitraum der Fall, nimmt die Gesundheit Schaden (vgl. Abb. 1). Um dies zu vermeiden, sollte bei der täglichen Nahrungsmittelauswahl darauf geachtet werden, dass mindestens 60-80 % der Gesamtmenge aus basenspendenden Nahrungsmitteln besteht. Dazu zählen Obst und Gemüse. Säurebildend sind hingegen Nahrungsmittel wie Fleisch, Milch und Milchprodukte sowie Getreideprodukte. Dabei entstehen Säuren vor allem dann, wenn sie in Kombination mit Zucker aufgenommen werden. Als Mineralstoffe, die Säuren in besonderer Weise neutralisieren, gelten Kalzium, Magnesium und Kalium.

Mahlzeit, die eine hohe Säureproduktion nach sich zieht.

↓

Der Organismus benötigt eine bestimmte (vergleichsweise hohe) Menge an basenbildenden Mineralstoffen, um den Säure-Basen-Haushalt auszugleichen.

↓

Problem:
Die erforderliche Menge an Mineralstoffen wurde nicht mit der aufgenommenen Nahrung geliefert.

↓

Der Organismus muss auf seine Vorräte zurückgreifen, damit z. B. das Blut basisch gehalten werden kann. Wird diese Maßnahme nicht getroffen, sind erhebliche Störungen im Stoffwechsel die Folge.

↓

Der Organismus entzieht z. B. den Knochen Kalzium.

Abb. 1: Verhalten des Organismus nach dem Verzehr einer Mahlzeit, die eine hohe Säureproduktion nach sich zieht (vereinfachte Darstellung). Eigene Darstellung

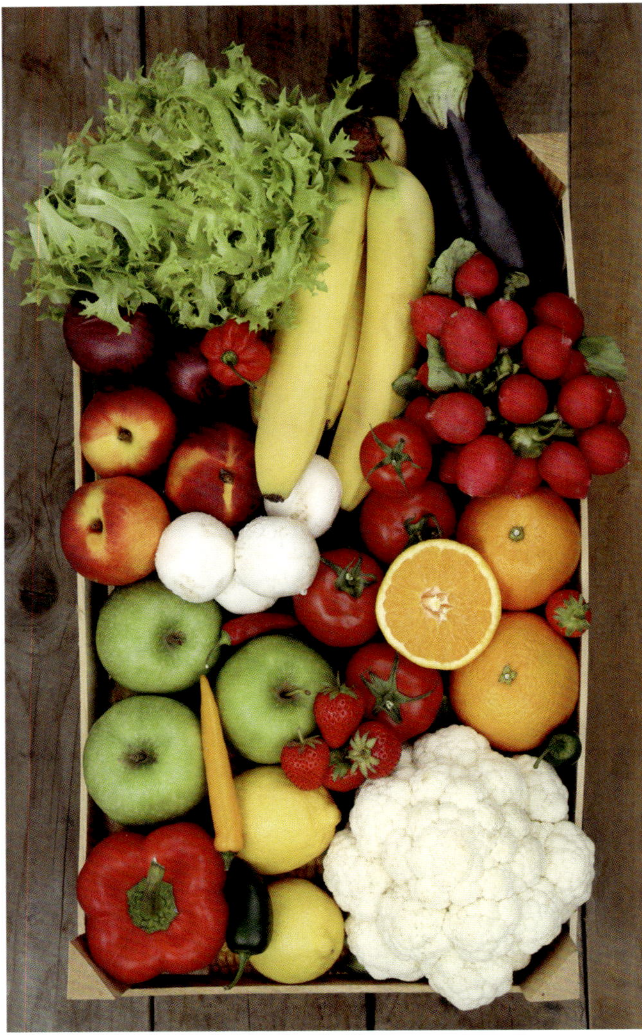

Wer sich an diesen Grundregeln orientiert, tut seinem Organismus ganz allgemein etwas Gutes, trägt dazu bei, dass er gesund bleibt und verbessert in der Folge seine Leistungsfähigkeit – nicht ausschließlich, aber gerade auch in Bezug auf sportliche Aktivitäten.

Keine Frage: Es ist nicht immer möglich, sich an diese Prinzipien zu halten – z. B. weil die „Rahmenbedingungen" dies nicht gestatten. Ich denke z. B. an Dienstreisen oder Veranstaltungen dienstlicher Art, bei denen das Angebot an Nahrungsmitteln begrenzt ist und man nicht unbedingt die Speisen zu sich nehmen kann, die man im privaten Umfeld wählen würde. Auch im Urlaub muss sich die Ernährung vielfach anders gestalten als im Alltag. Das gilt insbesondere für Aufenthalte in anderen Kulturen, in denen man keine Möglichkeit hat, auf Nahrungsmittel zurückzugreifen, die man in der Heimat bevorzugt. Häufig fehlen einem dann einfach detaillierte Informationen über die Inhaltsstoffe von Nahrungsmitteln und Getränken (z. B. bei bis dato unbekannten Speisen, die man in einem Hotel am Büffet vorfindet, oder die man unterwegs zu sich nimmt). Gerade dies macht aber für viele Menschen natürlich auch einen Reiz an Ferien aus: in kulinarischer Hinsicht ebenfalls Neues kennenzulernen.

Außerdem sind die meisten Menschen, auch wenn sie noch so gesundheitsbewusst leben und insgesamt diszipliniert agieren – verständlicherweise –, nicht 365 Tage im Jahr jeweils über 24 Stunden motiviert, sich an diesen Grundregeln zu orientieren. Manchmal möchte man einfach seinem Gefühl nachgeben und etwas Bestimmtes zu sich nehmen, obwohl man weiß, dass dies nicht gerade „regelkonform" ist.

Das ist auch vollkommen in Ordnung! Denn es sollte keinesfalls so sein, dass man das Gefühl hat, man ist „streng" mit sich oder man ist gar von einem gewissen Leidensdruck geprägt. Zwanghaft sollte das Handeln zu keiner Zeit sein! Vielmehr sollten die Grundregeln zwar durchaus „im Hinterkopf" präsent sein und so einen Rahmen zur Orientierung bieten. Abweichungen davon sind aber in jedem Fall „gestattet" –, wenn sie vergleichsweise gering ausfallen und relativ selten vorkommen, erst recht.

Wer sich an den Grundregeln orientiert, wird aber schnell feststellen: „Es tut mir gut, mich so zu ernähren!" Entsprechend fällt die Umsetzung zunehmend leichter, man verändert – so meine Erfahrungen – sehr gerne vieles in puncto Ernährung. Je häufiger man nach den erwähnten Prinzipien handelt, umso mehr werden diese zudem zur Gewohnheit und man hat immer weniger das Bedürfnis, „wieder in den alten Trott" zu verfallen.

Zeitmangel hingegen sollte nur bedingt ein Grund dafür sein, warum man von den aufgeführten Grundregeln abweicht. Denn ob ich z. B. eine Scheibe Weißbrot mit Nuss-Nougat-Creme bestreiche oder eine Scheibe Vollkornbrot mit fettarmer Putenbrust belege, macht in zeitlicher Hinsicht keinen Unterschied. Ähnlich ist z. B. eine Gemüse-Reis-Pfanne genauso schnell zubereitet wie ein Mettwurstpfannkuchen. Außerdem: Die Zeit, die man für die Auswahl und Zubereitung einer „gesunden" Mahlzeit investiert, ist gut angelegt: Schon kurzfristig, aber in jedem Fall langfristig zahlt sich diese aus!

Wer sich die einzelnen Grundregeln nicht einprägen möchte bzw. kann, dem hilft möglicherweise das „Ernährungshaus" (vgl. Abb. 2): Wer sich in seiner Ernährung am Aufbau dieses „Hauses" orientiert, deckt gewissermaßen automatisch viele der in den Grundregeln enthaltenen Prinzipien ab.

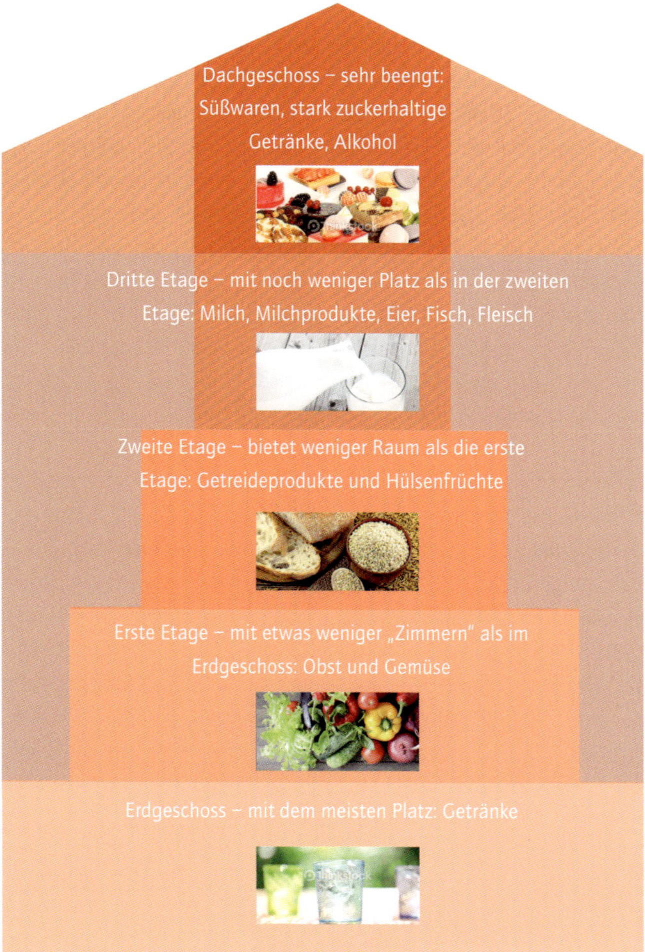
Dachgeschoss – sehr beengt:
Süßwaren, stark zuckerhaltige
Getränke, Alkohol
Dritte Etage – mit noch weniger Platz als in der zweiten
Etage: Milch, Milchprodukte, Eier, Fisch, Fleisch
Zweite Etage – bietet weniger Raum als die erste
Etage: Getreideprodukte und Hülsenfrüchte
Erste Etage – mit etwas weniger „Zimmern" als im
Erdgeschoss: Obst und Gemüse
Erdgeschoss – mit dem meisten Platz: Getränke

Abb. 2: Das „Ernährungshaus".
Eigene Darstellung

Üblicherweise finden sich in der Literatur „Ernährungspyramiden", die veranschaulichen, welche Nahrungsmittel im Optimalfall welchen Anteil an der Ernährung ausmachen sollten. Ich bemühe das Bild eines Hauses, das im Erdgeschoss die meisten Zimmer, noch dazu mit der größten Gesamtfläche, aufweist und – je weiter man nach oben geht – immer weniger Raum bietet. All das, was im „Erdgeschoss" „an Einrichtung" (d. h., an Nahrungsmitteln) vorhanden ist, sollte folglich im Rahmen einer gesunden Ernährung den meisten Platz einnehmen. Die „Zimmer" in den Etagen darüber sind jeweils von nachrangiger Bedeutung – je höher man kommt, umso weniger „Stauraum" bietet sich. Die in den oberen Etagen angeführten Nahrungsmittel sollten im täglichen Speiseplan weniger berücksichtigt werden.

Ganz unten im Haus befinden sich Getränke. Sie sollten den größten Anteil an der Ernährung darstellen. Zur Deckung des Flüssigkeitsbedarfs eignet sich in erster Linie Wasser. Ergänzt werden kann dieses durch ungesüßte Getränke (z. B. Tees). Erst ab der ersten Etage sind im „Ernährungshaus" feste Nahrungsmittel untergebracht. Unter diesen sollten Nahrungsmittel dominieren, die der Gruppe „Obst und Gemüse" angehören. Getreideprodukte und Hülsenfrüchte finden sich in der zweiten Etage, die etwas weniger Platz bietet als die erste, d. h., Nahrungsmittel aus dem zweiten Obergeschoss sind etwas seltener bzw. in etwas geringerer Menge auszuwählen als jene aus Etage eins.

Im dritten Obergeschoss „lagern" Milch, Milchprodukte, Fisch, Fleisch, Wurst und Eier. Nahrungsmittel dieser Art sollten nur in Maßen zugeführt werden – u. a., weil alle tierischen Nahrungsmittel Cholesterin enthalten und Nahrungsmittel wie Wurst und Milchprodukte häufig über einen hohen Fettanteil verfügen. Ist der Cholesteringehalt im Organismus (dauerhaft) zu hoch, leidet die Gesundheit. Das „Dachgeschoss" gestaltet sich sehr beengt, d. h., Nahrungsmittel, die dort untergebracht sind, sollten möglichst selten gegessen oder getrunken werden. So befinden sich z. B. Süßwaren und alkoholische Getränke ganz oben im Haus.

Wer sich die Nahrungsmittel nach diesem Prinzip im Haus „zusammensucht", d. h., wer sich in erster Linie im Erdgeschoss aufhält und die darüber befindlichen Etagen – je höher diese sind, umso stärker – nachrangig behandelt, der nimmt automatisch z. B. weniger Fett zu sich und führt seinem Organismus überwiegend basenspendende Nahrungsmittel zu.

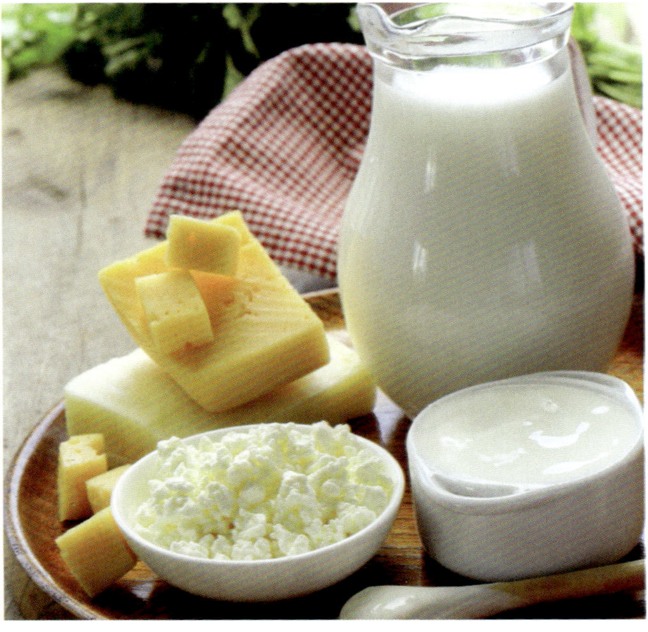

KAPITEL 2

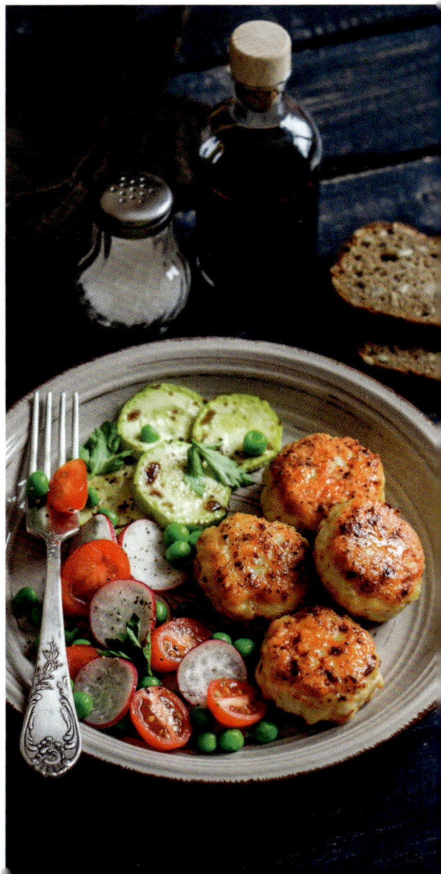

2 INWIEWEIT HAT DIE ERNÄHRUNG EINFLUSS AUF DIE SPORTLICHE LEISTUNGSFÄHIGKEIT?

Um optimal leistungsfähig zu sein bzw. zu bleiben, ist es von großer Bedeutung, auf die regelmäßige Zufuhr von Nahrung, die regelmäßige Zufuhr von Flüssigkeit, die Quantität der Ernährung und die Qualität der Ernährung zu achten.

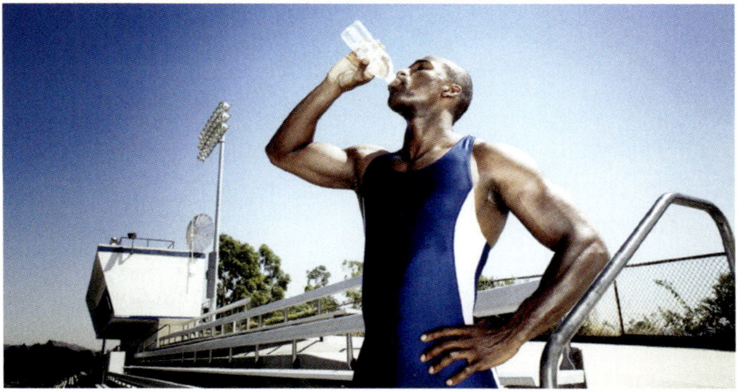

Als sinnvoll erweist es sich somit, in bestimmten, zeitlich „angemessenen" (nicht zu langen und nicht zu kurzen) Abständen zu essen und zu trinken, wobei diese Abstände möglichst an jedem Tag ähnlich sein sollten. Eingeplant werden sollten in jedem Fall drei Hauptmahlzeiten. Mit ihnen gilt es, den Großteil des täglichen Gesamtenergiebedarfs abzudecken. Wer möchte bzw. entsprechenden Bedarf hat, kann diese um bis zu zwei Zwischenmahlzeiten ergänzen. Sie bilden hinsichtlich des Kaloriengehalts die Differenz zwischen dem Gesamtenergiebedarf und dem durch die Hauptmahlzeiten abgedeckten Energiebedarf. Es bietet sich an, diese zeitnah zum Training einzunehmen, d. h., z. B. vor dem Training, nach dem Training oder sogar während des Trainings. Mitunter ist es – z. B. aus organisatorischen Gründen – nicht möglich, den individuell zweckmäßigen Rhythmus einzuhalten, aber ein Abweichen davon sollte generell die Ausnahme sein.

Gleichzeitig sind in Bezug auf die Ernährung die Aspekte *Quantität* und *Qualität* zu beachten: Die tägliche Gesamtenergiebilanz sollte überwiegend ausgeglichen sein, d. h., es darf/muss – unter „normalen" Umständen – so viel Energie aufgenommen werden, wie verbraucht wird. Zudem muss die Nahrungs- und Flüssigkeitsaufnahme bedarfsdeckend hinsichtlich der Inhaltsstoffe sein, d. h., dem Organismus müssen all jene Stoffe in ausreichender Menge zugeführt werden, die er benötigt. Diese wesentlichen Aspekte sollte man beim Einkaufen, beim Zusammenstellen des täglichen Speiseplans, im Alltag etc. immer im Hinterkopf haben.

Dabei sind selbstverständlich stets Verträglichkeiten zu beachten. Wer z. B. bestimmte Gemüsesorten nicht (gut) verträgt oder bei dem gar eine Laktoseintoleranz diagnostiziert wurde, der muss nach Möglichkeiten suchen, wie er die eigentlich empfohlenen Nahrungsmittel bestmöglich durch andere ersetzen kann. Bei der Fülle an Angeboten, die in westlichen Industrienationen existiert, stellt dies i. d. R. kein Problem dar.

Es kann vorkommen, dass man zwar ein bestimmtes Nahrungsmittel durchaus vertragen würde, man dieses aber nicht mag. Wie bereits im Vorwort erwähnt, sollten immer auch Vorlieben Berücksichtigung finden. Sich beim Essen bzw. Trinken unwohl zu fühlen oder gar das

Gefühl zu haben, dass man sich „quält", ist kontraproduktiv: Die daraus resultierende Unzufriedenheit ist der Entwicklung der optimalen Leistungsfähigkeit nicht dienlich. Vielmehr kann die „schlechte Stimmung" sogar zu einem Absinken der Leistungsfähigkeit führen.

Denn aus meiner Sicht ist die Ernährung lediglich gewissermaßen als ein „Bauelement" eines „Hauses" zu verstehen (vgl. Abb. 3), das nur dann, wenn „kein Element fehlt" und wenn zugleich alle Elemente optimale „Maße" und „Konsistenz" haben, die Entwicklung der bestmöglichen Leistungsfähigkeit ermöglicht.

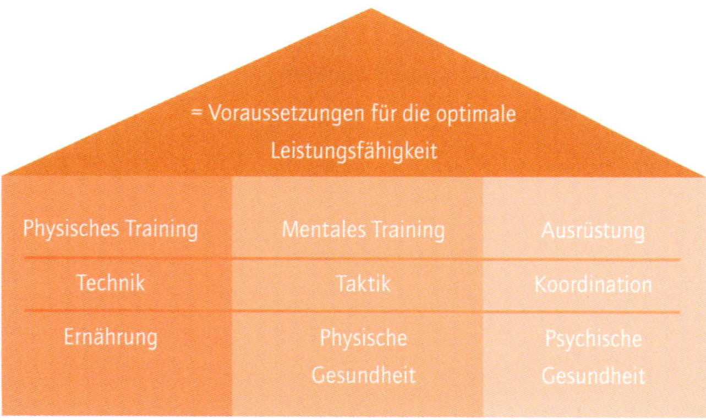

Abb. 3: Einflussfaktoren auf die Leistungsfähigkeit. Eigene Darstellung

Grundsätzlich ist es sinnvoll, sich kohlenhydratbetont und fettarm zu ernähren. Das gilt ganz allgemein, speziell aber für Athleten. Schließlich ist eine solche Ernährungsweise im Hinblick auf die Leistungsfähigkeit förderlich – und das spielt im Sport i. d. R. eine noch größere Rolle als im Alltag. Dabei gelten diese Grundsätze – viele Kohlenhydrate, wenig Fett – für alle ausgeübten Sportarten bzw. Disziplinen. Ob Läufer, Gerätturner, Tennisspieler oder Gewichtheber: Der Anteil, den die Kohlenhydrate an der Gesamtenergiezufuhr ausmachen, sollte immer am höchsten sein. Ausreichend mit Kohlenhydraten versorgt zu sein, ist deshalb von besonderer Bedeutung, weil unter Belastung die Energiebereitstellung durch Kohlenhydrate die limitierende Größe darstellt. Anders ausgedrückt: Unter Belastung nutzt der Organismus in erster Linie die Kohlenhydratvorräte in der Muskulatur zur Energiegewinnung.

Wie hoch der Kohlenhydratanteil an der täglichen Gesamtenergiemenge sein sollte, hängt von der jeweils betriebenen Sportart/Disziplin bzw. der Sportartengruppe, welcher die betriebene Sportart/Disziplin angehört, ab. Schließlich stellen die fünf motorischen Hauptbeanspruchungsformen – Ausdauer, Kraft, Schnelligkeit, Technik und Gelenkigkeit – unterschiedliche Anforderungen an den Energie- und Baustoffwechsel (vgl. Konopka, 2012, S. 77). Von Bedeutung sind in diesem Zusammenhang darüber hinaus Intensität (z. B. Tempo) und Umfang (z. B. Streckenlänge) der Sportausübung im Training bzw. im Wettkampf. Daher liegt z. B. bei Ausdauersportlern der empfohlene Prozentsatz (deutlich) höher als bei Kraftsportlern (vgl. Tab. 14, S. 70f.). Bei Kraftsportlern hingegen wird der Eiweißanteil an der Gesamtzufuhr erhöht. Entsprechend müssen jeweils die Prozentwerte der anderen energieliefernden Nährstoffe angepasst werden. Der Fettanteil sollte dabei allerdings den Wert von 30 Energie-% nicht langfristig überschreiten.

In der Literatur finden sich z. T. sehr unterschiedliche Zahlen im Hinblick auf das optimale Verhältnis der energieliefernden Nährstoffe zueinander. Noch dazu gestaltet sich die Klassifizierung der Sportartengruppen nicht einheitlich (vgl. Kap. 3). Wagner und Schröder (2004, S. 15) empfehlen für die „Basis- oder Fitnessernährung" Anteile in Höhe von 55-60 % in Bezug auf Kohlenhydrate, von 12-20 % (je nach betriebener Sportart) in Bezug auf Eiweiß und von 25-30 % in Bezug auf Fette (vgl. Tab. 2). Nach Konopka (2012, S. 77) haben sich durch zahlreiche Untersuchungen durchschnittliche Nährstoffrelationen von ebenfalls 55-60 kcal-% für Kohlenhydrate und 25-30 kcal-% für Fette ergeben. Allerdings liegt die Empfehlung für Eiweiß demnach bei 10-15 kcal-% (vgl. Tab. 2).

Tab. 2: Empfohlene Anteile (Minimum/Maximum) an Kohlenhydraten, Fetten und Eiweiß an der Gesamtenergiezufuhr.
Eigene Darstellung

	Im Rahmen der Basis- oder Fitnessernährung nach Wagner & Schröder (2004, S. 15)		Nach Konopka (2012, S. 77)	
	Minimum	**Maximum**	**Minimum**	**Maximum**
Kohlenhydrate	55 %	60 %	55 %	60 %
Fette	25 %	30 %	25 %	30 %
Eiweiß	12 %	20 %	10 %	15 %

In der Realität nehmen allerdings etliche Athleten zu wenige vollwertige Nahrungsmittel zu sich, was bedingt, dass sie ihrem Organismus zu wenige Kohlenhydrate zuführen. Stattdessen nehmen sie zu viel Fett und insbesondere zu viel qualitativ nicht wertvolles Fett auf.

Stichproben deuten darauf hin, dass der Kohlenhydratanteil häufig deutlich unter 50 % liegt (vgl. Pauli & Girreßer, 2014, S. 86), dafür der Fettanteil oftmals bei 35-40 %. Einzig der Eiweißanteil ist üblicherweise angemessen (hoch).

Im Zusammenhang mit den empfohlenen Werten ist immer auch die Gesamt-Kalorienzufuhr und das Körpergewicht zu bedenken: So nimmt z. B. jemand, der 80 kg wiegt, i. d. R. pro Tag mehr Kalorien zu sich, als jemand, der 60 kg wiegt. Bei gleicher Zusammenstellung der Ernährung im Hinblick auf die Anteile, welche die energieliefernden Nährstoffe ausmachen, kommt die schwerere Person entsprechend auf höhere Mengen an Kohlenhydraten, Fetten und Eiweiß als die leichtere. Die empfohlene Tagesmenge (in g) wird somit von Sportlern, die relativ viel Energie aufnehmen, schneller erreicht als von Athleten, die über Nahrung und Getränke deutlich weniger Kalorien zuführen.

In Bezug auf Kohlenhydrate gilt grundsätzlich: Je höher das Leistungsniveau ist und je höher entsprechend die Trainingsintensität ausfällt, umso mehr Kohlenhydrate (in g pro kg Körpergewicht pro Tag) müssen dem Organismus zugeführt werden. Die Empfehlungen für den maximalen Fettanteil bleiben davon unberührt (vgl. Pauli & Girreßer, 2014, S. 85).

Im Rahmen der täglichen Ernährung lassen sich die empfohlenen Prozentwerte (und auch Grammzahlen) i. d. R. nicht – bzw. nur unter sehr großem Aufwand bzw. bei ausschließlich eigener Zusammenstellung der Mahlzeiten – exakt ermitteln. Wer sich intensiv mit dem Thema „Sporternährung" befasst und die in Kap. 1 erläuterten Prinzipien berücksichtigt, wird sich aber mit der Zeit gewissermaßen automatisch seinem Bedarf entsprechend ernähren bzw. sich zumindest diesem immer stärker mit seinem Ernährungsverhalten nähern.

Tab. 3: Relevanz verschiedener energieliefernder Nährstoffe im Zusammenhang mit unterschiedlichen Anforderungen an den Organismus. Eigene Darstellung

Nährstoff	Von besonderer Relevanz im Zusammenhang mit ...
Kohlenhydrate	... Ausdauersport
Eiweiß	... Kraftsport bzw. mit dem Aufbau von Muskulatur ... der Regeneration

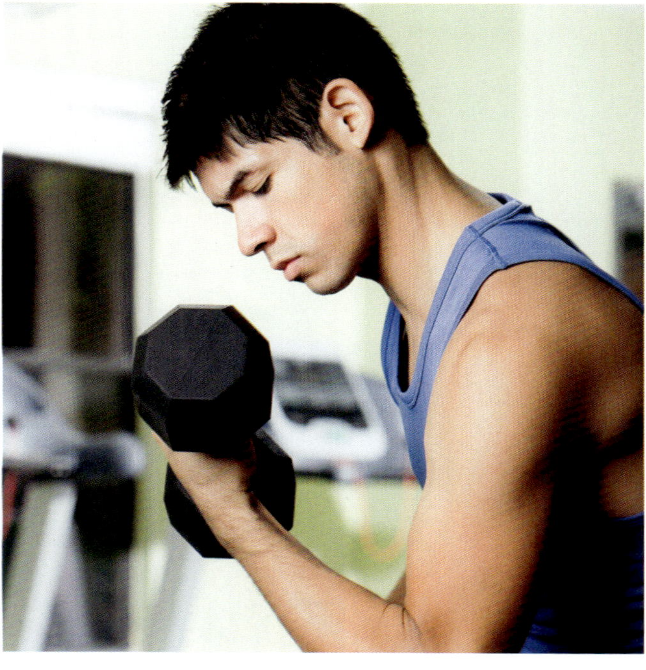

KAPITEL 3

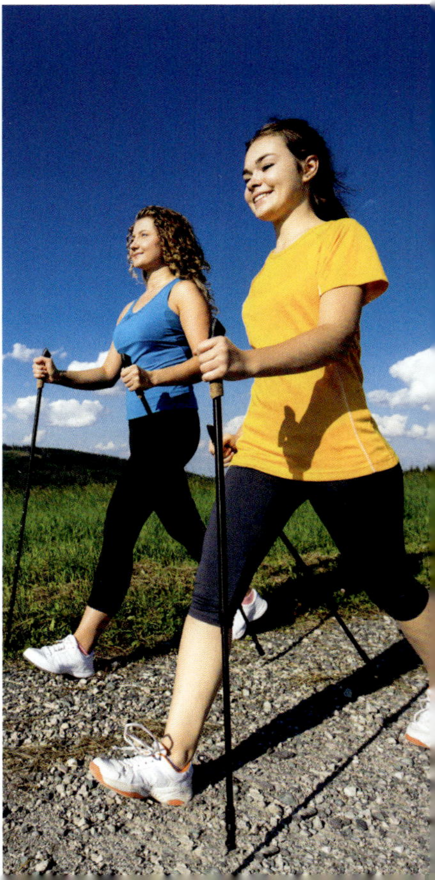

3 INWIEWEIT FÄLLT DER TÄGLICHE ENERGIEBEDARF INDIVIDUELL UNTERSCHIEDLICH AUS?

Der Energiebedarf gestaltet sich bei jedem Menschen unterschiedlich. Gleiches gilt für den Bedarf an Mineralstoffen, Vitaminen und Flüssigkeit. Dabei bestimmen zahlreiche Faktoren, wie viel Energie z. B. jemand pro Tag benötigt, welche energieliefernden Nährstoffe welchen Prozentsatz an der Gesamtenergiemenge ausmachen sollten, welche Vitamine in welcher Menge erforderlich sind, damit alle Stoffwechselprozesse optimal ablaufen. So hängt der Bedarf in Bezug auf die Nahrungs- und Flüssigkeitsaufnahme z. B. vom Geschlecht, vom Ausmaß der körperlichen Aktivität, von der ausgeübten Sportart und vom Niveau der Sportausübung ab (vgl. Tab. 4).

Tab. 4: Beispiele für Einflussfaktoren auf den individuellen Bedarf in Bezug auf Nahrungs- und Flüssigkeitsaufnahme.
Eigene Darstellung

Alter
Ausgeübte Disziplin
Ausgeübte Sportart
Geschlecht
Intensität der Sportausübung
Niveau der Sportausübung
Sportartengruppe, zu der die ausgeübte Sportart zählt
Trainingszustand

Grundsätzlich gilt es, zum einen den Gesamtenergiebedarf bestmöglich auf die eigenen Bedürfnisse abzustimmen. Zum anderen muss aber auch die Zusammensetzung der Nahrung an die jeweiligen Gegebenheiten angepasst werden. Denn z. B. jemand, der Ausdauersport betreibt, sollte prozentual mehr Kohlenhydrate zu sich nehmen als jemand, der im Bereich des Kraftsports aktiv ist.

Den Gesamtenergiebedarf optimal auf die eigenen Bedürfnisse abzustimmen, meint: einerseits nicht zu wenig Energie zuzuführen, den Organismus andererseits aber auch nicht mit Energie zu überfrachten. Der persönliche Bedarf an Energie wird als *Gesamtumsatz* bezeichnet. Er setzt sich aus vier Parametern zusammen (vgl. Tab. 5), wobei der Gesamtumsatz in erster Linie vom *Grundumsatz* und vom *Leistungsumsatz* abhängt.

Tab. 5: Einflussfaktoren auf den Gesamtumsatz

Grundumsatz
Leistungsumsatz
Nahrungsinduzierte Thermogenese
Verdauungsverlust

Der *Grundumsatz* wird definiert als der „Energieverbrauch eines entspannt liegenden Menschen 12 h nach der letzten Nahrungsaufnahme und bei einer konstanten Umgebungstemperatur von 20° C". Dabei dienen 60 % des Grundumsatzes der Wärmeproduktion (vgl. Abb. 4). Der kleinere Anteil – eben die restlichen 40 % – des Grundumsatzes ist für die Aufrechterhaltung wesentlicher Körperfunktionen erforderlich. Dazu zählen die Atmung, die Herzfunktion und die Hirntätigkeit. Der Grundumsatz wird i. d. R. in der Maßeinheit (Kilo-)Kalorie (kcal) angegeben. 1 kcal ist diejenige Wärmemenge, die benötigt wird, um 1 l Wasser von 14,5° C auf 15,5° C zu erwärmen.

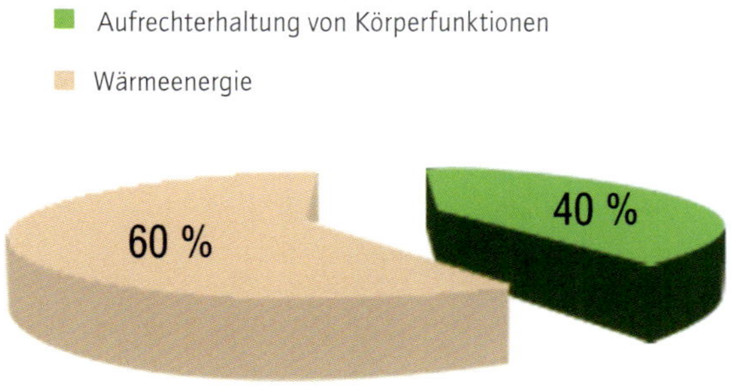

Abb. 4: „Verwendung" des Grundumsatzes im menschlichen Organismus in Anlehnung an Konopka (2012, S. 43).
Eigene Darstellung

Wichtig zu wissen ist in diesem Zusammenhang, dass die energieliefernden Nährstoffe nicht gleich viel Energie in Form von kcal liefern: Während die Verbrennung von 1 g Kohlenhydrate sowie von 1 g Eiweiß jeweils 4,1 kcal mit sich bringt, entsteht bei der Verbrennung von 1 g Fett mehr als die doppelte Menge an Energie – nämlich 9,3 kcal.

Daraus sollte man allerdings nicht den Schluss ziehen, eine möglichst fettreiche Ernährung wäre sinnvoll, weil darüber eben viel Energie geliefert wird. Eine Ernährung, die einen hohen Fettanteil aufweist, ist aus zahlreichen Gründen ungesund (vgl. Kap. 6).

Wie hoch der Grundumsatz eines Menschen ausfällt, wird von verschiedenen Parametern bestimmt. So spielt in diesem Zusammenhang z. B. das Alter der betreffenden Person, ihr Geschlecht und die Tatsache, wie intensiv sie ihren Sport ausübt, eine Rolle (vgl. Tab. 6).

Tab. 6: Beispiele für Einflussfaktoren auf den Grundumsatz

Parameter	Grundumsatz steigt/ist höher	Grundumsatz sinkt/ist niedriger
Alter gering	x	---
Alter hoch	---	x
Trainingseinheiten locker	---	x
Trainingseinheiten intensiv	x	---
Stresssituation	x	---
Entspannte Situation	---	x
Geschlecht weiblich	---	x
Geschlecht männlich	x	---
Schwangerschaft	x	---
Phase des Fastens	---	x

Dass der Grundumsatz von Frauen im Mittel 5-10 % niedriger als der von Männern ist, hat in erster Linie zwei Gründe: Frauen[1] haben ein dickeres Unterhautfettgewebe als Männer, wodurch weniger Wärme nach außen abgegeben wird. Zum anderen fällt der Stoffwechselumsatz i. d. R. bei Frauen niedriger aus als bei Männern – da Frauen kleiner sind als Männer.

Mit zunehmendem Alter sinkt sowohl der Grundumsatz als auch der Leistungsumsatz. Entsprechend benötigen z. B. Jugendliche im Durchschnitt pro Tag deutlich mehr Energie als Senioren. Die Gründe für das Absinken von Grundumsatz und Leistungsumsatz sind ebenfalls vielfältig. So wird z. B. ein Teil der vorhandenen Muskelmasse durch Fett ersetzt und der Wassergehalt des Körpers nimmt ab. Da Fettgewebe weniger Energie verbraucht als Muskulatur, reduziert sich im Zuge der Umwandlung von Muskelmasse zu Fett der Grundumsatz. Umgekehrt lässt sich schlussfolgern: Wer – z. B. durch sportliche Betätigung – Muskelmasse aufbaut, erhöht seinen Grundumsatz.

1 *Das gilt selbstverständlich nicht für jede Frau. Hier wird der „Durchschnitt“ der Frauen mit dem „Durchschnitt“ der Männer verglichen.*

TIPP

Der Grundumsatz sinkt bereits etwa ab dem 30. Lebensjahr. Folglich muss die Lebensweise bereits relativ frühzeitig an die Veränderungen angepasst werden, damit der Organismus nicht permanent mit Energie überversorgt wird und dadurch das Körpergewicht (stark) ansteigt. Eine Beibehaltung des gewohnten Körpergewichts – immer vorausgesetzt, dieses befindet sich in einem günstigen Bereich und es ist gewünscht, dass dieses so bleibt – ist auf zwei Wegen möglich: Das Ernährungsverhalten muss anders gestaltet werden und/oder das Ausmaß der körperlichen Aktivität. Wer seinem Organismus weniger Kalorien zuführt und/oder sich stärker als bis dato sportlich betätigt, sollte keine Schwierigkeiten haben, sein bis dato gewohntes Körpergewicht zu halten.

Zur Ermittlung des individuellen *Grundumsatzes* bietet sich die „Harris-Benedict-Formel" an. Sie beinhaltet verschiedene Parameter, die im Hinblick auf eine optimale Berechnung des Bedarfs relevant sind:

Grundumsatz Männer [kcal/24 h] = 66,47 + (13,75 * Körpergewicht [kg]) + (5,0 * Körpergröße [cm]) - (6,76 * Alter [Jahre])

Grundumsatz Frauen [kcal/24 h] = 655,1 + (9,6 * Körpergewicht [kg]) + (1,85 * Körpergröße [cm]) - (4,68 * Alter [Jahre]).

Ein 50 Jahre alter Mann, der 180 cm misst und 80 kg wiegt, käme demnach auf einen Grundumsatz in Höhe von ca. 1.730 kcal. Eine 30 Jahre alte Frau, die 165 cm misst und 60 kg wiegt, würde täglich ca. 1.387 kcal benötigen.

Auch der *Leistungsumsatz* – als der Energieverbrauch, der aufgrund von körperlicher Aktivität zusätzlich zum Grundumsatz entsteht – unterliegt verschiedenen Einflüssen. „Körperliche Aktivität" meint dabei nicht ausschließlich sportliche Betätigung, sondern der Begriff bezieht sich auch auf Aktivitäten, die den Alltag ausmachen (z. B. Ausmaß der körperlichen Aktivität im Rahmen der beruflichen Tätigkeit). Im Zusammenhang mit der Sportausübung beeinflussen etliche Faktoren den Leistungsumsatz (vgl. Tab. 7). Dabei sind insbesondere die Faktoren „Dauer" und „Intensität" der körperlichen Belastung ausschlaggebend.

Tab. 7: Beispiele für Einflussfaktoren auf den Leistungsumsatz. Eigene Darstellung

Einflussfaktor	Erläuterung
Alter	Mit zunehmendem Alter nimmt die Muskelmasse ab.
Dauer der Belastung	Z. B. jeweils 30 min oder jeweils 2 h
Geschlecht	Frauen haben im Durchschnitt weniger Muskelmasse als Männer.
Größe der eingesetzten Muskelmasse	Je mehr Muskelmasse, umso ist höher der Energiebedarf.
Intensität der Belastung	Z. B. hohes oder niedriges Tempo
Niveau der Sportausübung	Z. B. Breitensport oder Leistungssport
Trainingszustand	Jemand, der gut trainiert ist, muss für die gleiche Leistung weniger Energie aufwenden als jemand, der schlecht trainiert ist.

Grundsätzlich müssen gut trainierte Menschen weniger Energie aufbringen als Untrainierte, um die gleiche Leistung zu erzielen. Zugleich gilt das Prinzip: Je länger eine Belastung dauert, umso höher fällt der Leistungsumsatz aus. Der Leistungsumsatz steigt außerdem, je intensiver sich die Sportausübung gestaltet. Die Intensität der sportlichen Beanspruchung ist im Zusammenhang mit dem täglichen Energiebedarf der herausragende Faktor. Wer z. B. als Breitensportler läuferisch aktiv ist, benötigt weit weniger Energie als jemand, der regelmäßig Wettkämpfe bestreitet. Je höher das Niveau ist, auf dem die jeweilige Sportart/Disziplin ausgeübt wird, umso größer ist der Energiebedarf. Bedenken Sie zudem, dass auch die mit der Sportausübung einhergehenden „Rahmenbedingungen" den Leistungsumsatz beeinflussen: So erhöhen z. B. Widerstand (starke Strömung im Wasser, viel Wind etc.), Geländeprofil, Schwimmstil, klimatische Bedingungen und die Ausrüstung selbigen.

Wer seinen individuellen Energiebedarf errechnen möchte, kann dies z. B. mit Hilfe des sogenannten PAL-Werts tun. Wird der persönliche Grundumsatz mit dem PAL-Wert multipliziert, ergibt sich der tägliche Energiebedarf. Die Abkürzung „PAL" steht für die englischen Begriffe *Physical*, *Activity* und *Level* und beschreibt somit das Ausmaß an körperlicher Aktivität. Nach Angaben der Deutschen Gesellschaft für Ernährung (o.J.a) variiert der PAL-Wert üblicherweise – von körperlicher Ruhe bis zu extremer körperlicher Tätigkeit – zwischen 1,2 und 2,4. Leistungssportler können grundsätzlich mit dem höchsten PAL-Wert-Bereich kalkulieren. Wer als Freizeitsportler mehrmals wöchentlich täglich zwischen 30 und 60 min intensiv Sport treibt, sollte den „für ihn geltenden" PAL-Wert um 0,3 „aufstocken".

Tab. 8: Unterschiedliche Tätigkeiten und die entsprechenden PAL-Werte in Anlehnung an die Deutsche Gesellschaft für Ernährung (o.J.a). Eigene Darstellung

Art der Tätigkeit	PAL-Wert(e)
Nachtruhe	0,95
Überwiegend sitzende oder liegende Lebensweise, keine Freizeitaktivitäten	1,2
Überwiegend sitzende Tätigkeit ohne bzw. mit wenigen Freizeitaktivitäten	1,4-1,5
Sitzende berufliche Tätigkeit mit einigen stehenden und gehenden Tätigkeiten	1,6-1,7
Hauptsächlich stehende und gehende Tätigkeiten	1,8-1,9
Harte und anstrengende, körperliche Berufstätigkeit	2,0-2,4

Tab. 9: Rechenbeispiel zum PAL-Wert, basierend auf dem erwähnten Beispiel „50 Jahre alter Mann/80 kg/180 cm" (s. o.). Eigene Darstellung

Art der Tätigkeit	Dauer	PAL-Wert	Berechnung
Nachtruhe	8 h	0,95	8 x 0,95 = 7,6
Überwiegend sitzende Tätigkeit mit wenig Freizeitaktivitäten	8 h	1,5	8 x 1,5 = 12
Primär gehende Tätigkeit	6 h	1,9	6 x 1,9 = 11,4
Intensiver Leistungssport	2 h	2,4	2 x 2,4 = 4,8
Zusammenfassende Berechnung:	PAL-Wert-Summe 35,8 : 24 h = mittlerer PAL-Wert 1,49		
Anschlussberechnung:	Grundumsatz (1.730 kcal) x mittlerer PAL-Wert (1,49) = täglicher Energiebedarf (2.577,7 kcal)		

Der *Gesamtumsatz* wird zusätzlich zum Grundumsatz und zum Leistungsumsatz von den Faktoren „nahrungsinduzierte Thermogenese" und „Verdauungsverlust" beeinflusst (vgl. Konopka, 2012, S. 44f.): Im Zuge der Verarbeitung der in der aufgenommenen Nahrung enthaltenen Nährstoffe steigt der Sauerstoffverbrauch, der Energieumsatz erhöht sich und es entsteht Wärme (vgl. Kap. 4). Diese, durch die Nährstoffe bedingte Wärmebildung bezeichnet man als „nahrungsinduzierte Thermogenese" (vgl. ebd.).

Somit geht von der Energie, die in der Nahrung enthalten ist, immer auch etwas verloren – einfach bedingt dadurch, dass die jeweiligen Nährstoffe vom Organismus z. B. aufgespalten werden müssen. Wer sich ausgewogen ernährt, d. h., wer seinem Organismus alle Nährstoffe in der jeweils günstigen Menge zuführt, die er benötigt, kann mit einem Energieverlust in Höhe von ca. 10 % des Grundumsatzes kalkulieren. Einflussfaktoren auf den Energieverlust, der durch die Verarbeitung der zugeführten Nahrung entsteht, sind grundsätzlich die aufgenommene Menge an energieliefernden Nährstoffen und die Art der aufgenommenen energieliefernden Nährstoffe. Hinzu kommt prinzipiell ein Energieverlust, der durch die Verdauungsarbeit verursacht wird. Nach Konopka (2012, S. 45) beträgt dieser ca. 10 % der in der aufgenommenen Nahrung enthaltenen Energie.

Wie bereits erwähnt, werden abhängig von der betriebenen Sportart/Disziplin unterschiedliche Anforderungen an den Energie- bzw. an den Baustoffwechsel des Organismus gerichtet. Außerdem spielen Intensität und Umfang der körperlichen Aktivität im Training bzw. im Wettkampf eine wesentliche Rolle. Daran gilt es die Ernährung hinsichtlich ihrer Zusammensetzung anzupassen. Nur dann ist die Entwicklung der optimalen Leistungsfähigkeit möglich.

In der Literatur existieren verschiedene Einteilungen in Sportartengruppen. Konopka (2012, S. 136ff.) etwa unterscheidet sieben Gruppen von Sportarten (vgl. Tab. 10).

Tab. 10: Differenzierung in Sportartengruppen nach Konopka (2012, S. 136ff.). Eigene Darstellung

Sportartengruppe	Beispiele für Sportarten/Disziplinen
Ausdauersportarten	Mittelstreckenlauf, Langstreckenlauf, Marathonlauf, 20- bis 50-km-Gehen
Ausdauersportarten mit hohem Krafteinsatz	Bergsteigen, Biathlon, Eisschnelllauf (ab 1.500 m), Kanurennsport, Radsport (Straße), Rennrudern, Schwimmen (200-1.500 m), Skilanglauf
Kampfsportarten	Boxen, Judo, Karate, Ringen, Taekwondo
Spielsportarten	Basketball, Eishockey, Fußball, Handball, Hockey, Rugby, Tennis, Wasserball
Schnellkraftsportarten	Eiskunstlauf, Eisschnelllauf (500 m), Fechten, Gymnastik, Kanuslalom, Kurzstreckenlauf, leichtathletische Sprungdisziplinen, leichtathletischer Mehrkampf, moderner Fünfkampf, Radsport (Bahn), Schwimmen (100 m), Skisport (alpin), Skispringen, Tischtennis, Turnen, Volleyball
Kraftsportarten	Gewichtheben, Stoßdisziplinen, Wurfdisziplinen
Nicht klassifizierbare Sportarten	Bogenschießen, Golf, Motorsport, Reiten, Schießen, Segeln

Da gewissermaßen jede Sportart/Disziplin besondere Anforderungen an den Energie- und an den Baustoffwechsel stellt, sind auch innerhalb der einzelnen Sportartengruppen diesbezüglich Unterschiede gegeben. Die Gruppen stellen aber zumindest gewissermaßen eine „übergeordnete Leitlinie" dar. Selbstverständlich müssen dabei die „sportartenunabhängigen Unterschiede" – zum einen körperlicher Art (Geschlecht, Körpergewicht), zum anderen sportspezifischer Art (z. B. Trainingsumfang, Trainingsphase mit Fokus auf dem Training der Grundlagenausdauer) – stets berücksichtigt werden.

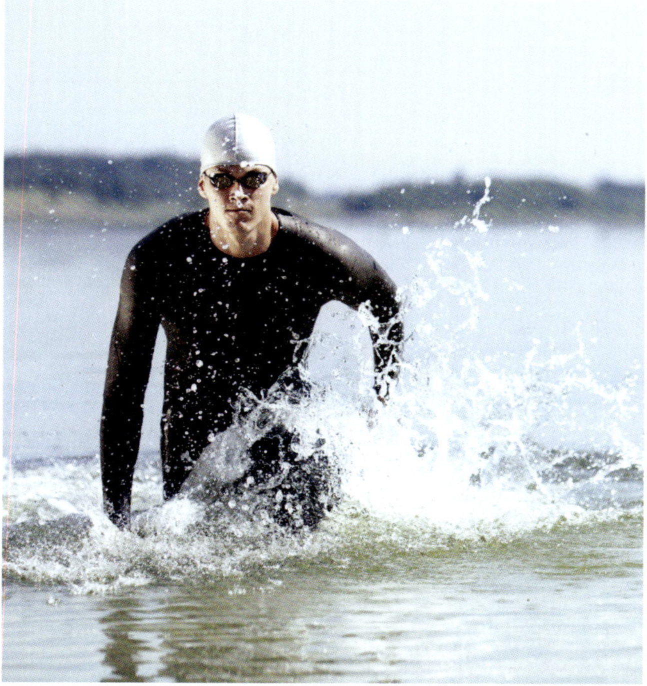

AUSDAUERSPORTARTEN

Ausdauersportarten bzw. die Ausübung von Ausdauersportarten weisen/weist u. a. folgende Merkmale auf bzw. es gelten folgende Empfehlungen für Athleten, die in (einer) Ausdauersportart(en) aktiv sind:

- Training von Ausdauer.
- Lang andauernde Belastungen.
- Wer über eine gute Ausdauer verfügt, ermüdet bei diesen Aktivitäten langsamer als jemand, der untrainiert bzw. schlechter trainiert ist.
- Niedrige bis moderate Intensität der Belastung.
- Nur kurze Maximalbelastungen.
- In erster Linie kommt dabei die aerobe Energiebereitstellung zum Einsatz, für die Sauerstoff benötigt wird.
- Energie wird primär aus den Fett- und Kohlenhydratdepots des Organismus bereitgestellt.
- Der Kohlenhydratstoffwechsel überwiegt dabei deutlich.
- Die Glykogendepots müssen daher groß und gut gefüllt sein.
- Der Fettstoffwechsel kann über ein entsprechendes Training „angekurbelt" werden: Je besser jemand trainiert ist, umso besser kann er bei gleicher Intensität der Sportausübung Fette verbrennen als jemand, der vergleichsweise schlecht trainiert ist. Die Kohlenhydratvorräte können dadurch für Maximalbelastungen (z. B. Schlussspurt) „verwahrt" werden.
- Der Fettstoffwechsel wird nicht durch die Ernährung beeinflusst, sondern durch Ausdauertraining: Wer regelmäßig Ausdauersport betreibt, trainiert seinen Fettstoffwechsel. D. h., der Organismus nutzt dann vergleichsweise früher Fette zur Energiegewinnung (vgl. Kap. 4).
- Ernährung: kohlenhydratreich und fettarm.

- Der Energiebedarf ist insbesondere abhängig von Dauer und Intensität der Belastung.
- Je höher das Tempo (= je höher die Intensität der Sportausübung ist), umso mehr Sauerstoff wird verbraucht und umso höher ist der Energiebedarf.
- Je intensiver die Belastung ausfällt, umso stärker setzt der Organismus Kohlenhydrate zur Energiegewinnung ein. Da die Kohlenhydratspeicher aber – im Vergleich zu den Fettdepots – relativ klein sind (vgl. Kap. 4), sollten diese, so gut es geht, „geschont" werden – damit sie eben für Belastungsspitzen zur Verfügung stehen. Mit zunehmendem Trainingsumfang (z. B. zurückzulegende Strecke) bzw. zunehmender Dauer der Sportausübung muss daher verstärkt der Fettstoffwechsel die benötigte Energie liefern.
- Je größer die eingesetzte Muskelmasse, umso mehr Energie aus den Nährstoffen wird pro Zeiteinheit umgesetzt, d. h., umso mehr Energie benötigt die betreffende Person.
- Während des Trainings der Grundlagenausdauer: relativ geringe Nahrungsaufnahme; dann besonders auf Vollwertigkeit der Nahrungsmittel achten, damit der Organismus alle Stoffe erhält, die er benötigt.
- Während des Trainings der wettkampfspezifischen Ausdauer: „normale" Nahrungsaufnahme; bei intensivem Training: den Kohlenhydratanteil an der Gesamtenergiezufuhr erhöhen.
- In der unmittelbaren Wettkampfvorbereitung: die Ernährung besonders kohlenhydratreich gestalten.

TIPP

Je höher Ihr Körpergewicht ist und je umfangreicher Sie Ausdauersport betreiben, umso mehr Energie müssen Sie Ihrem Organismus über Nahrungsmittel zuführen, die (viele) Kohlenhydrate enthalten.

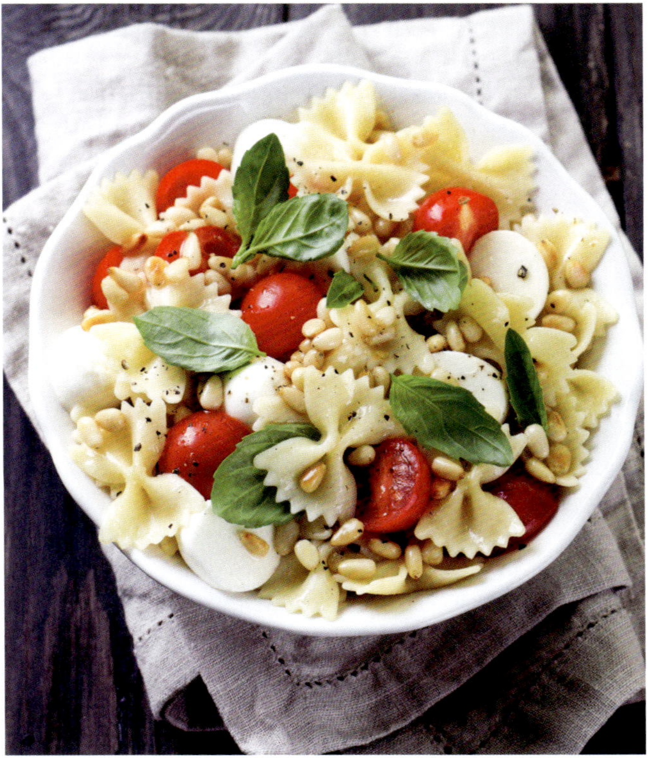

AUSDAUERSPORTARTEN MIT HOHEM KRAFTEINSATZ

Ausdauersportarten mit hohem Krafteinsatz bzw. die Ausübung von Ausdauersportarten mit hohem Krafteinsatz weisen/weist u. a. folgende Merkmale auf bzw. es gelten folgende Empfehlungen für Athleten, die in (einer) Ausdauersportart(en) mit hohem Krafteinsatz aktiv sind:

- Training von Ausdauer und Kraft.
- Belastungen über einen vergleichsweise langen Zeitraum (wie bei „reinen" Ausdauersportarten).
- Zusätzlich: Widerstände bei der Ausführung der Bewegung – etwa durch Wasser (z. B. beim Rudern, im Kanurennsport), Wind (z. B. beim Laufen, beim Radfahren) oder durch das Gelände, in dem man den jeweiligen Sport ausübt (z. B. in Form von Anstiegen).
- Ernährung: kohlenhydratbetont, eiweißreich, fettarm.
- In den Trainingsphasen, in denen der Fokus auf dem Training der Ausdauer liegt: den Kohlenhydratanteil an der Gesamtenergiezufuhr erhöhen.
- In den Trainingsphasen, in denen primär Kraft trainiert wird, und im Hinblick auf eine schnelle und effektive Regeneration: den Eiweißanteil an der Gesamtenergiezufuhr erhöhen.
- Gerade im Rahmen der ersten Mahlzeit nach kraftbetonten Trainingseinheiten sollten bevorzugt Nahrungsmittel ausgewählt werden, die einen hohen Eiweißanteil aufweisen (vgl. Konopka, 2012, S. 144).
- Während des Trainings der Grundlagenausdauer: relativ geringe Nahrungsaufnahme; besonders auf Vollwertigkeit der Nahrungsmittel achten.
- Während des Krafttrainings: vollwertige, kohlenhydratreiche Ernährung; ausreichend biologisch hochwertiges Eiweiß zuführen.
- U. a. in der Phase des Muskelaufbaus: täglich bis zu 2 g Eiweiß pro kg Körpergewicht zuführen.

KAMPFSPORTARTEN

Kampfsportarten bzw. die Ausübung von Kampfsportarten weisen/weist u. a. folgende Merkmale auf bzw. es gelten folgende Empfehlungen für Athleten, die in (einer) Kampfsportart(en) aktiv sind:

- Training von Ausdauer, Kraft und Schnellkraft.
- Hohe Belastungsspitzen in Training und Wettkampf → Energiegewinnung erfolgt dann ohne Sauerstoff.
- Kohlenhydrate sind daher von großer Bedeutung.
- Es ist nicht erforderlich, vor einem Wettkampf die Kohlenhydratspeicher über eine kohlenhydratreiche Ernährung komplett aufzufüllen, da mit Glykogen auch Wasser eingelagert wird. Dies führt zu einem höheren Körpergewicht, was in diesen Sportarten im Wettkampf nicht erwünscht ist.
- Wettkämpfe dauern oftmals nur wenige Minuten, sodass die Glykogenspeicher auch im nicht zu 100 % gefüllten Zustand reichen.
- Nach Konopka (2012, S. 147) haben Proteine in dieser Sportartengruppe die Aufgabe, „die Anforderungen an Kraft- und Schnellkraftleistungen sowie an Konzentrationsfähigkeit, Schnelligkeit und Schnellkraft zu fördern".
- Einigen „Bausteinen" von Eiweißen (vgl. Kap. 7) werden speziell u. a. die Wirkungen zugeschrieben, die Leistung des Gedächtnisses zu fördern und die Konzentration zu steigern.
- Ohne ausreichende Eiweißzufuhr kein Muskelaufbau.
- Ernährung: kohlenhydratbetont, eiweißreich, fettarm.
- Während des Krafttrainings: den Eiweißanteil an der Gesamtenergiemenge zwischenzeitlich auf bis zu 20 % erhöhen; folglich reduziert sich der Kohlenhydratanteil → in dieser Phase besonders darauf achten, dass man eiweißreiche Nahrungsmittel zu sich nimmt, die einen geringen Fettanteil aufweisen; Limit in Bezug

auf den Fettanteil an der Gesamtenergiezufuhr: 30 Energie-%; Überschreitung dieser Grenze höchstens in geringem Ausmaß und zudem nur jeweils kurzzeitig.

- Es sollten nicht dauerhaft mehr als 2 g Eiweiß pro kg Körpergewicht (die bei einem Anteil in Höhe von 20 % an der Gesamtenergiezufuhr durchaus resultieren können) zugeführt werden. Andernfalls drohen unerwünschte Effekte (vgl. Kap. 7).
- Während der unmittelbaren Wettkampfvorbereitung: vollwertige, kohlenhydratreiche Ernährung.
- Die letzte Mahlzeit vor dem Wettkampf: Ein vergleichsweise hoher Eiweißanteil ist durchaus erlaubt.

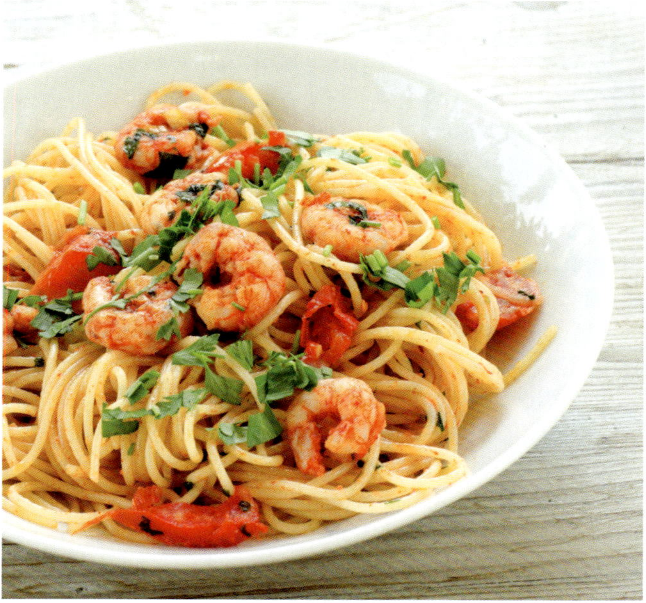

SPIELSPORTARTEN

Spielsportarten bzw. die Ausübung von Spielsportarten weisen/weist u. a. folgende Merkmale auf bzw. es gelten folgende Empfehlungen für Athleten, die in (einer) Spielsportart(en) aktiv sind:

- Innerhalb der Spielsportarten existieren relativ große Unterschiede hinsichtlich der Anforderungen an den Organismus: So muss z. B. ein Fußballspieler während eines Wettkampfs deutlich mehr laufen als jemand, der Basketball spielt. Dieser wiederum benötigt u. a. mehr Sprungkraft als ein Fußballspieler (vgl. Konopka, 2012, S. 149).
- Nach Konopka (vgl. ebd.) stehen die Spielsportarten aufgrund der darin gegebenen Trainingsanforderungen „im Durchschnitt zwischen" den Ausdauersportarten mit hohem Krafteinsatz und den Schnellkraftsportarten.
- Aber: In allen Spielsportarten ist relativ stark die Ausdauer gefragt → zur Energiegewinnung werden vergleichsweise viele Kohlenhydrate benötigt.
- Daher: Die Größe der Kohlenhydratspeicher in der Muskulatur ist entscheidend im Hinblick auf das Leistungspotenzial.
- Ziel ist daher: die Glykogenreserven stets ausreichend aufzufüllen.
- Außerdem: erhöhte Eiweißzufuhr aufgrund der gegebenen intensiven Belastungen.
- Ernährung: kohlenhydratbetont, eiweißreich, fettarm.
- Während der unmittelbaren Wettkampfvorbereitung: kohlenhydratreiche Ernährung.
- Sofern der Wettkampf morgens beginnt: das Abendessen am Tag vorher besonders kohlenhydratreich gestalten.

- Am Wettkampftag: die letzte Mahlzeit 2-3 Stunden vor dem Spiel einnehmen; die Mahlzeit sollte leicht verdaulich, kohlenhydratreich und eiweißreich sein.
- Kommt es im Wettkampfablauf zu Verzögerungen, d. h., kann der Wettkampf nicht pünktlich beginnen, sollte ggf. zwischendurch etwas gegessen werden; auch dies muss leicht verdaulich und kohlenhydratreich sein; die Menge ist mit Bedacht zu wählen (lieber eher zu wenig als zu viel); die Zwischenmahlzeit darf den Verdauungstrakt nicht belasten.
- In den Spielpausen: kohlenhydratreiche Getränke zu sich nehmen, die zudem mit Mineralstoffen angereichert sind; dies verhindert, dass das Blut zu lange „dickflüssig" bleibt; das „Eindicken" des Bluts ist eine Folge von Schweißverlusten.

TIPP

Wer z. B. als Fußballspieler während der gesamten Spielzeit einen schnellen Antritt und insgesamt eine hohe Geschwindigkeit haben möchte, sollte in besonderer Weise darauf achten, dass er seine Kohlenhydratspeicher im Vorfeld der Begegnung optimal auffüllt. Ist dies nicht gegeben, wird man mit zunehmender Dauer des Spiels langsamer – weil eben die benötigte Energie fehlt.

SCHNELLKRAFTSPORTARTEN

Schnellkraftsportarten bzw. die Ausübung von Schnellkraftsportarten weisen/weist u. a. folgende Merkmale auf bzw. es gelten folgende Empfehlungen für Athleten, die in (einer) Schnellkraftsportart(en) aktiv sind:

- Optimale Vereinbarung von Schnelligkeit und Kraft erforderlich.
- Die Höhe des Widerstandes (z. B. Anstieg, Wind, Wellengang) bestimmt, ob der Anteil an Schnelligkeit oder jener an Kraft von größerer Bedeutung ist.
- Da die Belastung intensiv und intervallartig ist: Es sind große Glykogenspeicher vonnöten.
- Außerdem: relativ hoher Bedarf an Eiweiß.
- Nach Konopka (2012, S. 153) erfordern nicht allein Kraft und Schnellkraft einen hohen Anteil an Proteinen an der Gesamtenergiemenge, sondern auch die in diesen Sportarten in besonderer Weise geforderte Konzentration und Koordination.
- Ist ein relativ hoher Eiweißanteil an der Gesamtenergiezufuhr vonnöten, wird es schwierig, den Fettanteil unter der aus medizinischer Sicht als sinnvoll erachteten Obergrenze von 30 Energie-% zu halten. Schließlich enthalten die meisten Eiweißspender – mehr oder weniger – viel Fett.
- Folglich: umso wichtiger, fettarme Proteinspender auszuwählen.
- Ernährung: kohlenhydratbetont, eiweißreich, so wenig Fett wie möglich enthaltend.
- Während der unmittelbaren Wettkampfvorbereitung: kohlenhydratreiche Ernährung.
- Die letzte Hauptmahlzeit vor dem Wettkampftag: Eiweißträger in Kombination mit vollwertigen Kohlenhydratlieferanten (vgl. Wagner & Schröder, 2004, S. 91); ideal: Mahlzeiten aus pflanzlichen

Nahrungsmitteln (z. B. Getreide, Kartoffeln) und fettarmen Milchprodukten oder Ei (vgl. ebd.).

- Stehen an einem Tag mehrere Wettkämpfe an: Zwischenmahlzeiten einplanen (vgl. Tab. 11); diese sollten so beschaffen sein, dass sie sowohl schnell verfügbare Kohlenhydrate beinhalten als auch komplexe (vgl. Tab. 12); außerdem: für Ersatz an Flüssigkeit sorgen.

Tab. 11: Beispiele für empfehlenswerte „Sportsnacks" für den Wettkampftag (nach Wagner & Schröder, 2004, S. 91).
Eigene Darstellung

Obst
Trockenfrüchte
Müsliriegel
„Sportriegel"
Vollkornbrot mit fettarmem Belag
Vollkornbrot mit Marmelade
Vollkornbrot mit Honig

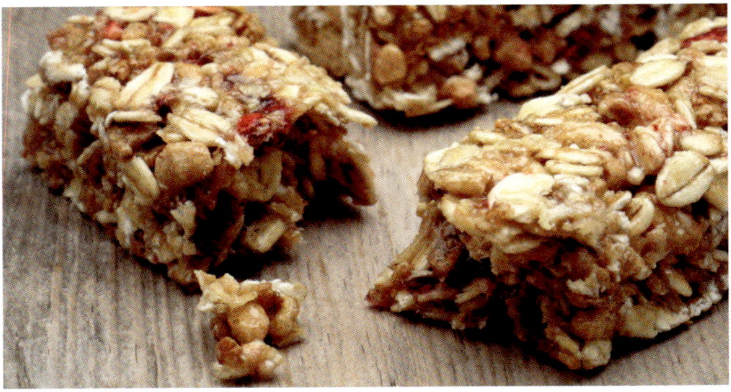

Tab. 12: Beispiele für Nahrungsmittel, die komplexe Kohlenhydrate liefern (nach Wagner & Schröder, 2004, S. 93).
Eigene Darstellung

Gemüse
Kartoffeln
Müsli
Nudeln
Obst
Reis
Vollkornbrot

TIPP

Eine optimale Auffüllung der Kohlenhydratreserven ist auch deshalb sinnvoll, weil das Glykogen umso schneller zur Verfügung gestellt werden kann, je höher die Glykogenvorräte angefüllt sind (vgl. Konopka, 2012, S. 154).

TIPP

Wer darauf achtet, besonders hochwertiges Eiweiß zu sich zu nehmen, benötigt insgesamt weniger Eiweiß. Schließlich kann mehr Nahrungseiweiß in körpereigenes Eiweiß umgewandelt werden, wenn die Nahrungsmittel über qualitativ sehr gutes Protein verfügen (vgl. Kap. 7).

KRAFTSPORTARTEN

Kraftsportarten bzw. die Ausübung von Kraftsportarten weisen/weist u. a. folgende Merkmale auf bzw. es gelten folgende Empfehlungen für Athleten, die in (einer) Kraftsportart(en) aktiv sind:

- Hohe Maximalkraft gefragt; daher eiweißreiche Ernährung erforderlich.
- Das Krafttraining – mit dem Ziel, Muskulatur aufzubauen – wird durch eine hohe Zufuhr an Proteinen unterstützt (vgl. Konopka, 2012, S. 156). Dabei erweist sich insbesondere Eiweiß aus tierischen Nahrungsmitteln als günstig.
- Wird prozentual zu wenig Eiweiß zugeführt: Muskelmasse und Muskelkraft können ab einem bestimmten Trainingszustand nicht weiter erhöht werden –, selbst dann nicht, wenn noch intensiver und umfangreicher trainiert wird, als es bis dato der Fall war.
- Zu bedenken ist aber auch: In Bezug auf die tägliche Zufuhr an Eiweiß existiert eine Grenze, ab der keine weiteren positiven Effekte hinsichtlich Muskelzuwachs erzielt werden können: Diese liegt bei ca. 2 g Protein pro kg Körpergewicht.
- Eine dauerhafte Zufuhr in Höhe von 2 g Eiweiß pro kg Körpergewicht bringt außerdem negative gesundheitliche Effekte mit sich.
- Ist ein relativ hoher Eiweißanteil an der Gesamtenergiezufuhr erforderlich, wird es schwierig, den Fettanteil unter der aus medizinischer Sicht als sinnvoll erachteten Obergrenze von 30 Energie-% zu halten. Schließlich enthalten die meisten Eiweißspender – mehr oder weniger – viel Fett.
- Folglich: umso wichtiger, fettarme Proteinspender auszuwählen.
- Bei Kraftsportlern sind Neumann (2014, S. 74) zufolge vergleichsweise höhere Energieprozente in Bezug auf Fett allerdings durch-

aus tolerierbar, da sie über eine gewisse Stützmasse verfügen müssen, um die Kugel, den Diskus, die Hantel etc. bestmöglich beschleunigen zu können. Dieses Stützkorsett besteht überwiegend aus Fett, welches sich am Körperstamm befindet (vgl. ebd.).

- Gut gefüllte Kohlenhydratspeicher: Sie helfen dabei, die im Training bzw. Wettkampf verbrauchten, energieliefernden Phosphatverbindungen schnell wieder zur Verfügung zu stellen (vgl. Wagner & Schröder, 2004, S. 93).
- Daher sollten auch Kraftsportler darauf achten, die Gesamtenergiezufuhr zu einem relativ hohen Anteil aus Kohlenhydraten zu bestreiten. Die empfohlenen Prozentwerte liegen allerdings unter denen, die für Athleten aus anderen Sportartengruppen gelten.
- Ernährung: eiweißreich, aber nicht eiweißübertrieben (vgl. Wagner & Schröder, 2004, S. 92), kohlenhydratbetont und so wenig Fett wie möglich enthaltend.

Tab. 13: Beispiele für günstige Eiweißspender in Form von tierischen Nahrungsmitteln.
Eigene Darstellung

Eier
Fisch
Geflügelfleisch
Hüttenkäse
Joghurt
Mageres Rindfleisch
Milch
Magerquark

NICHT KLASSIFIZIERBARE SPORTARTEN

Nicht klassifizierbare Sportarten bzw. die Ausübung von nicht klassifizierbaren Sportarten weisen/weist u. a. folgende Merkmale auf bzw. es gelten folgende Empfehlungen für Athleten, die in (einer) nicht klassifizierbaren Sportart(en) aktiv sind:

- Nach Konopka (2012, S. 158) sollte in der Ernährung von Athleten, die in Sportarten wie Bogenschießen, Golf und Reiten aktiv sind, der Kohlenhydratanteil an der Gesamtenergiezufuhr am höchsten liegen – verglichen mit Athleten, die Sportarten/Disziplinen aus anderen Sportartengruppen ausüben.
- Aber auch eine ausreichende Versorgung mit Eiweiß ist wichtig.
- Denn: Enzyme und Hormone, die aufgrund der Belastung verbraucht wurden, müssen neu gebildet werden. Außerdem wird die Konzentrationsfähigkeit positiv beeinflusst, wenn dem Organismus genügend Proteine zugeführt werden.
- Je nach Trainingsphase, in der man sich befindet (Fokus auf dem Ausdauertraining, auf dem Krafttraining etc.): sich an den Empfehlungen für andere Sportartengruppen (z. B. Kraftsportler, Ausdauersportler) orientieren.
- Ernährung: in erster Linie kohlenhydratreich, auf ausreichenden Anteil an Eiweiß achten.

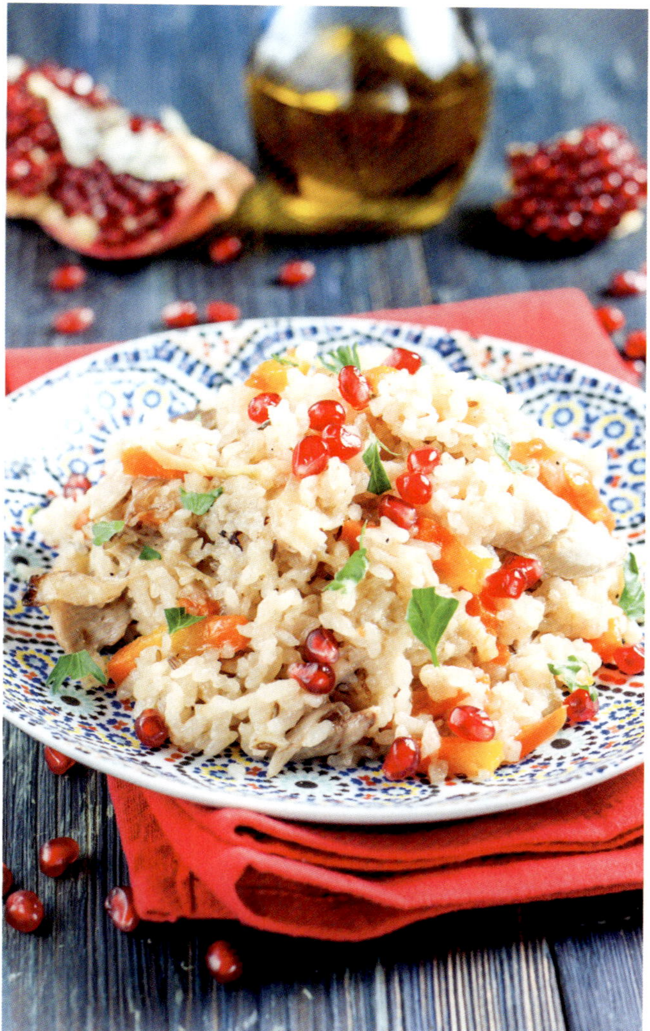

Tab. 14: Anteile der energieliefernden Nährstoffe an der Gesamtenergiemenge in Anlehnung an Konopka (2012, S. 136ff.).
Eigene Darstellung

Sportartengruppe	Beispiele für Sportarten/Disziplinen
Ausdauersportarten und Ausdauersportarten mit hohem Krafteinsatz	Mittelstreckenlauf, Langstreckenlauf, Marathonlauf, 20- bis 50-km-Gehen, Biathlon, Skilanglauf, Schwimmen (200-1.500 m)
(Weitere) Ausdauersportarten mit hohem Krafteinsatz	Bergsteigen, Eisschnelllauf (ab 1.500 m), Kanurennsport, Radsport (Straße), Rennrudern
Kampfsportarten	Boxen, Judo, Karate, Ringen, Taekwondo
Spielsportarten	Basketball, Eishockey, Fußball, Handball, Hockey, Rugby, Tennis, Wasserball
Schnellkraftsportarten	Eiskunstlauf, Eisschnelllauf (500 m), Fechten, Gymnastik, Kanuslalom, Kurzstreckenlauf (100-400 m), leichtathletische Sprungdisziplinen, leichtathletischer Mehrkampf, moderner Fünfkampf, Radsport (Bahn), Schwimmen (100 m), Skisport (alpin), Skispringen, Tischtennis, Turnen, Volleyball
Kraftsportarten	Gewichtheben, Stoßdisziplinen (z. B. Kugelstoßen), Wurfdisziplinen (z. B. Diskuswerfen, Speerwerfen)
Nicht klassifizierbare Sportarten	Bogenschießen, Golf, Motorsport, Reiten, Schießen, Segeln

Anteil Kohlenhydrate	Anteil Fette	Anteil Eiweiß
60 %	24-28 %	12-16 %
55 %	27-33 %	12-18 %
55 %	25-33 %	12-20 %
55 %	27-33 %	12-17 %
50-55 %	25-33 %	12-18 %
48-52 %	26-35 %	15-20 %
60 %	28 %	12 %

TIPP

Nahrungsmittel, die viel Natrium enthalten, binden viel Wasser im Körper und erhöhen damit das Körpergewicht. Dazu zählen Schmelzkäse, etliche andere Käsesorten, Salami und Konserven. Die umgekehrte Wirkung haben kaliumreiche Nahrungsmittel, wie frisches Obst, Trockenfrüchte und Reis: Sie fördern die Ausscheidung von Wasser aus dem Organismus und verhindern, dass sich Wasser „unnötig" im Organismus anreichert (vgl. Wagner & Schröder, 2004, S. 95).

Athleten, die regelmäßig ihr Körpergewicht verändern (müssen), z. B., weil sie eine Sportart mit Gewichtsklassen ausüben, sind gefordert, sich – je nach Phase – unterschiedlich zu ernähren. Dies betrifft z. B. die Anteile, welche die energieliefernden Nährstoffe an der Gesamtenergiemenge ausmachen und damit auch die Gesamtenergiemenge als solche (vgl. Tab. 15). Unterschieden wird im Zusammenhang mit der Veränderung der Körpermasse und der damit einhergehenden Ernährung grundsätzlich in *Normalkost, Reduktionskost* und *Aufbaukost.*

Tab. 15: Täglich aufzunehmende Gesamtenergiemenge in verschiedenen Ernährungsphasen in Anlehnung an Neumann (2014, S. 76). Eigene Darstellung (Werte gerundet)

	Normalkost	Reduktionskost	Aufbaukost
Energie in kcal	5.500	1.500	8.500

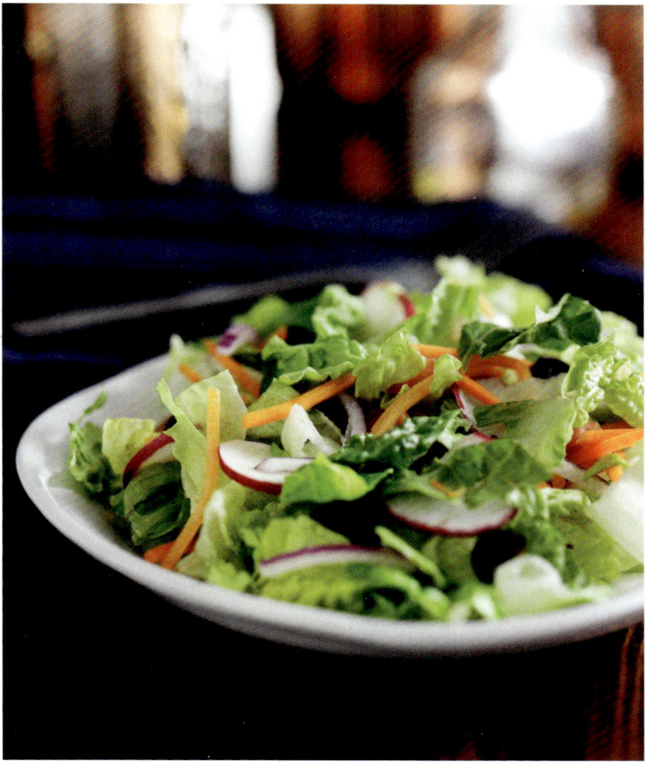

Die betreffenden Athleten sollten im Training bis ca. zwei Wochen vor dem Wettkampf *Normalkost* zu sich nehmen. Dann folgt ein Umstieg auf *Reduktionskost*. Um der Gesundheit nicht zu schaden, sollte die Reduzierung des Körpergewichts nicht zu schnell vorgenommen werden, d. h., nicht z. B. binnen der Hälfte der Zeit. Mit der Reduktionskost geht auch eine verminderte Salz- und Flüssigkeitsaufnahme einher (vgl. Neumann, 2014, S. 77). Mit der Einschränkung der

Flüssigkeitsaufnahme sollte man allerdings erst zwei Tage vor dem Wettkampf beginnen. Andernfalls besteht die Gefahr, dass die Leistungsfähigkeit sinkt. Grundsätzlich sollte die Reduzierung der Flüssigkeitsaufnahme nicht extrem ausfallen. Wer Reduktionskost zu sich nimmt, muss in besonderer Weise darauf achten, dass er ausreichend mit Mineralstoffen sowie mit Vitaminen versorgt ist. In Bezug auf die Mineralstoffe ist allerdings Natrium zu vermeiden (vgl. TIPP auf S. 72). Neumann (2014, S. 77) empfiehlt in dieser Phase Nahrungsmittel mit einer geringen Energiedichte, die zudem auf sechs Portionen am Tag verteilt werden sollten.

Die *Energiedichte* beschreibt den Kaloriengehalt pro 100 g verzehrbaren Anteils des jeweiligen Nahrungsmittels. Eine sehr geringe Energiedichte hat z. B. Kopfsalat. Auch Tomaten, Möhren und Magerjoghurt sind arm an Kalorien. Nahrungsmittel wie Salami, bestimmte Käsesorten und Schokolade sollten hingegen aufgrund ihrer hohen Energiedichte grundsätzlich schon möglichst selten konsumiert werden – was für die Phase der Reduktionskost in besonderem Maß gilt. Wann vor einem Wettkampf das Körpergewicht ermittelt wird, ist u. a. von Sportart zu Sportart unterschiedlich. Wer z. B. bereits am Abend vor dem Wettkampf gewogen – und damit in seine Gewichtsklasse eingeteilt – wird, hat folglich weit mehr Zeit, um seinem Organismus Nahrung und Flüssigkeit zuzuführen, die im Hinblick auf den Wettkampf günstig ist, als jemand, der z. B. nur 2-3 Stunden vor dem ersten Kampf gewogen wird.

Die *Aufbaukost* kommt in der Phase zum Einsatz, in welcher die Körpermasse erhöht werden soll. Sie geht mit einer besonders hohen Energieaufnahme einher (vgl. Tab. 15).

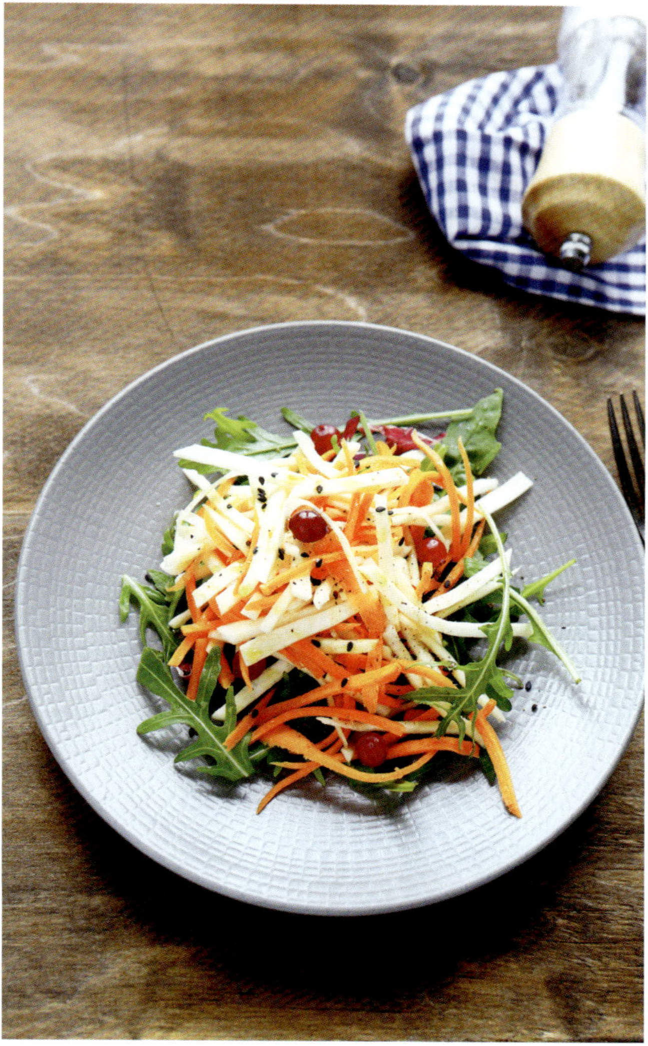

KAPITEL 4

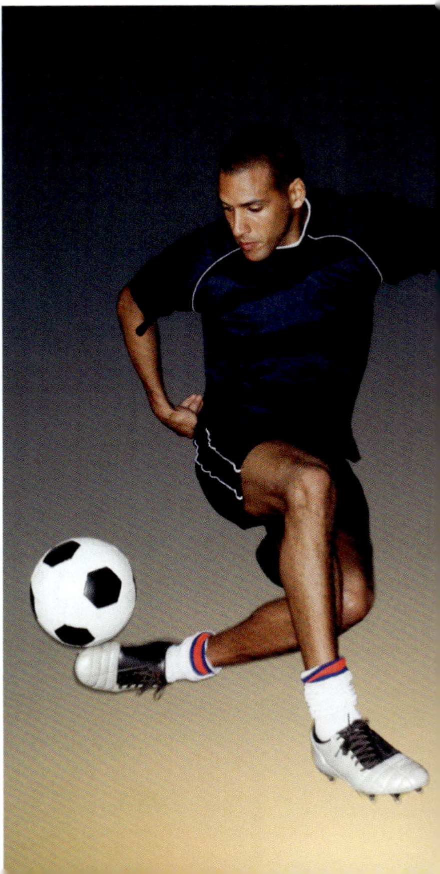

4 WIE GEWINNT DER ORGANISMUS DIE FÜRS SPORTTREIBEN BENÖTIGTE ENERGIE?

In den vorangegangenen Kapiteln wurde bereits deutlich, dass der Organismus jegliche Energie, die er benötigt (z. B. damit das Gehirn funktionstüchtig bleibt), über Nahrung bzw. Getränke zugeführt bekommen muss. Folglich ist auch die Muskulatur darauf angewiesen, dass der Organismus regelmäßig und zudem in einer dem jeweils individuellen Bedarf entsprechenden Menge und Zusammensetzung Nahrung bzw. Flüssigkeit erhält. Ist dies nicht der Fall, kann die Muskulatur nicht optimal arbeiten. Dies wiederum führt dazu, dass es nicht gelingt, die bestmögliche Leistung zu entwickeln.

Ohne dass zuvor stark ins Detail gegangen wurde, ist bereits deutlich geworden, dass der Organismus nur aus bestimmten Substanzen Energie gewinnen kann – nämlich aus den sogenannten *energieliefernden Nährstoffen*. Dazu zählen Kohlenhydrate, Fette und Eiweiß. Vitamine und Mineralstoffe z. B. sind für den Organismus ebenfalls in vielerlei Hinsicht wertvoll, sie verschaffen ihm aber keine Energie.

Die drei Arten von energieliefernden Nährstoffen werden allerdings nicht in gleicher Weise zur Energiegewinnung verwendet. So nutzt der Organismus Eiweiß nur in „Notsituationen", um Energie zu produzieren. Welche energieliefernden Nährstoffe welchen Anteil an der Energiegewinnung ausmachen, ist von verschiedenen Faktoren abhängig. So spielt z. B. eine Rolle, welche Menge an Sauerstoff dem Organismus während der körperlichen Aktivität zur Verfügung steht. Dies wiederum hängt von der Dauer und der Intensität der jeweiligen Belastung ab. Genauso ist von Bedeutung, wie sich der Ernährungszustand des Organismus gestaltet und wie (gut) die betreffende Person trainiert ist. Nicht zuletzt verfügen die verschiedenen energieliefernden Nährstoffe über jeweils unterschiedliche Eigenschaften – was ebenfalls Auswirkungen auf den Prozess der Energiegewinnung hat.

Das Grundprinzip der Energiegewinnung im menschlichen Organismus besteht darin, die energieliefernden Nährstoffe schrittweise zu zerlegen. Optimal gestalten sich die Abläufe, wenn es gelingt, diese Nährstoffe schließlich vollständig zu verwerten. Dies ist allerdings nur unter bestimmten „Rahmenbedingungen" möglich. So ist z. B. von Bedeutung, inwieweit dem Organismus während der Belastung Sauerstoff zur Verfügung steht.

Die bei der Verbrennung der Nährstoffe entstandene Energie wird entweder als *chemische Energie* gespeichert oder als *Wärmeenergie* frei (vgl. Abb. 5). Die Speicherung von chemischer Energie erfolgt in Form energiereicher Phosphate, die für eine Muskelkontraktion bzw. -spannung – und somit für Bewegung – sorgen. D. h., sie wandeln chemische Energie in mechanische Energie um.

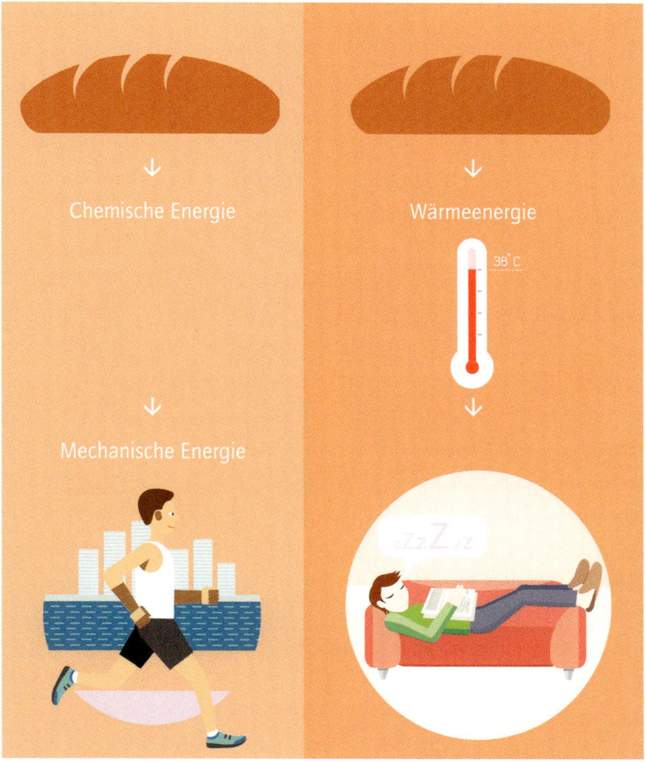

Abb. 5: Folgen der Verbrennung der energieliefernden Nährstoffe. Eigene Darstellung

Bemerkenswert ist, dass bei der Verbrennung der energieliefernden Nährstoffe deutlich mehr Wärmeenergie entsteht als Energie, die der Muskelarbeit zugutekommen kann (vgl. Kap. 3). Im Umkehrschluss bedeutet dies, dass der Großteil des Energieumsatzes in Form von Wärme „verloren" geht.

Für den Energiestoffwechsel des arbeitenden Muskels haben die Kohlenhydrate die größte Bedeutung. Entsprechend sollten speziell Sport treibende Menschen darauf achten, dass ihre Kohlenhydratspeicher gut gefüllt sind. Die zweithöchste Relevanz kommt den Fetten zu, wohingegen der Organismus Eiweiß insgesamt nur in sehr geringem Maße zur Energiegewinnung nutzt.

Dabei gibt es stets ein „Nebeneinander" zwischen Kohlenhydraten und Fetten: Die Energie wird nicht entweder aus Kohlenhydraten oder aus Fetten gewonnen, sondern aus beiden Nährstoffen. Einzig die Anteile, welche Kohlenhydrate bzw. Fettsäuren an der Energiegewinnung haben, sind variabel (vgl. Pauli & Girreßer, 2014, S. 100). Die Übergänge zwischen den verschiedenen Arten der Energiebereitstellung sind dabei fließend. Konopka (2012, S. 168) weist darauf hin, dass Fett nur dann verbrannt werden kann, wenn auch Kohlenhydrate vorhanden sind. Als Untergrenze gilt demnach eine Kohlenhydratzufuhr in Höhe von 120 g.

Inwieweit der Organismus Energie aus Fetten beziehen kann, lässt sich aktiv beeinflussen: durch Ausdauertraining. Jemand, der sich eine gute Ausdauer antrainiert hat, kann zur Energiegewinnung früher auf seine Fettvorräte zurückgreifen als jemand, der in dieser Hinsicht schlecht trainiert bzw. untrainiert ist. Wird die Energie aus Fetten gewonnen, können die Kohlenhydratreserven „geschont" werden. Dies ist wichtig, weil Kohlenhydratspeicher zum einen weniger umfangreich sind als die Fettspeicher und zudem in bestimmten Situationen während der Sportausübung ausschließlich Kohlenhydrate zur Energiegewinnung genutzt werden können. Daher ist es immer ratsam, für diese Situationen, die im Folgenden noch näher erläutert werden, sozusagen Kohlenhydrate „zu verwahren". Regelmäßiges

Ausdauertraining bewirkt allerdings nicht allein, dass der Organismus früher (auch) Fette zur Energiegewinnung nutzt. Sondern er ist dann zudem dazu in der Lage, einen größeren Anteil an Fett zu verbrennen als im untrainierten Zustand (vgl. Raschka & Ruf, 2012, S. 37). Die Aktivität des Fettstoffwechsels wird somit ganz allgemein nicht durch die Ernährung beeinflusst, sondern hängt vom Training ab.

Bei Belastungen, die sich nicht über einen sehr langen Zeitraum erstrecken, bevorzugt der Organismus zur Energiegewinnung immer die Kohlenhydrate gegenüber den Fetten. D. h., sobald Kohlenhydrate verfügbar sind, reduziert der Organismus den Anteil der Fette an der Energiegewinnung. Möchte man die Fettverbrennung forcieren, sollte somit darauf geachtet werden, dem Organismus vor der Sportausübung möglich wenige Kohlenhydrate über die Nahrung zukommen zu lassen. Der Kohlenhydratanteil an der Gesamtenergiemenge ist folglich zu verringern. Auch während der Sportausübung sollten in dem Fall keine Kohlenhydrate zugeführt werden.

Wer sein Training sinnvoll hinsichtlich Umfang und Intensität gestaltet und sich zugleich gezielt ernährt, baut einerseits Körperfett ab, erhält aber gleichzeitig die (mühsam) antrainierte Muskelmasse.

TIPP

Wer seinen Fettstoffwechsel trainieren möchte, muss seinen Sport mit relativ geringer Intensität ausüben. Zurückzulegen sind in dieser Phase mittellange bis größere Strecken in geringem bis mittelhohem Tempo (vgl. Konopoka, 2012, S. 138). Um den Organismus während des Grundlagentrainings gewissermaßen zu zwingen, zur Energiegewinnung auf die Fettvorräte zurückzugreifen bzw. den Fettstoffwechsel zu aktivieren, sollte die Nahrungszufuhr in dieser Phase relativ eingeschränkt ausfallen (vgl. ebd.). Vor allem darf die Ernährung nur vergleichsweise wenige Kohlenhydrate beinhalten. Wird das Training zu einem späteren Zeitpunkt wieder intensiver gestaltet, wird also die wettkampfspezifische Ausdauer trainiert, benötigt der Organismus zur Energiegewinnung wieder mehr Kohlenhydrate. Dies muss bei der Zusammenstellung des Speiseplans berücksichtigt werden, d. h., es gilt, zum einen insgesamt wieder mehr Nahrung aufzunehmen und dabei zugleich den Kohlenhydratanteil an der Gesamtenergiezufuhr zu erhöhen.

Um die Mechanismen der Energiegewinnung im Organismus bestmöglich nachvollziehen zu können, ist es nicht allein wichtig zu wissen, dass Kohlenhydrate und Fette im Organismus gespeichert werden (was bereits angedeutet wurde). Vielmehr ist auch von Bedeutung, wie groß die jeweiligen Speicher sind bzw. sein können und wie sie konkret funktionieren, d. h., wie sie gefüllt und „angezapft" bzw. geleert werden.

Die Speicherform der Kohlenhydrate wird als *Glykogen* bezeichnet. Dabei verfügt der menschliche Organismus über zwei „Orte", an denen eine Möglichkeit zur Speicherung besteht: die Muskulatur und die Leber. Die beiden Speicherorte unterscheiden sich sowohl im Hinblick auf ihre Größe voneinander als auch in Bezug auf die „Verwendung" der darin eingelagerten Kohlenhydrate (vgl. Tab. 16): In der Muskulatur kann wesentlich mehr Glykogen gespeichert werden als in der Leber und während der Glykogenvorrat in der Muskulatur primär der Energiebereitstellung für muskuläre Aktionen dient, halten die Kohlenhydratvorräte der Leber in erster Linie den Blutzuckerspiegel konstant. Letzteres ist wichtig, damit die Organe auf einem ausgeglichenen Level funktionsfähig sind. Hohe Belastungen sind nur dann durchführbar, wenn der Blutzuckerspiegel stabil ist.

Tab. 16: Wesentliche Charakteristika der Glykogenspeicher im Organismus. Eigene Darstellung

Organ	Kapazität	Primäre Funktion
Muskulatur	Deutlich größer als der Speicher in der Leber	Energiebereitstellung für muskuläre Aktionen
Leber	Deutlich kleiner als der Speicher in der Muskulatur	Konstanthalten des Blutzuckerspiegels

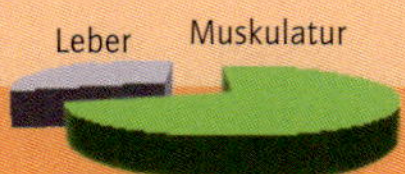

Im Zusammenhang mit der Aufnahme von Kohlenhydraten über die Nahrung existieren verschiedene Möglichkeiten, wie diese energieliefernden Nährstoffe vom bzw. im Organismus verwertet werden (vgl. Abb. 6): Wird z. B. über die Nahrung nahezu exakt die Menge an

Kohlenhydraten aufgenommen, die dem zu diesem Zeitpunkt aktuellen Bedarf entspricht, werden die Kohlenhydrate unmittelbar verwertet, d. h., weder in der Muskulatur noch in der Leber gespeichert. Schließlich besteht in dieser Situation kein „Überschuss" an Kohlenhydraten. Ist hingegen der aktuelle Bedarf an Kohlenhydraten gedeckt und man nimmt dennoch Kohlenhydrate über die Nahrung auf, ist diese Menge sozusagen „zu viel". In der Folge werden die Kohlenhydrate in Form von Glykogen in der Muskulatur bzw. in der Leber gespeichert. Umgekehrt kann es sein, dass der Energiebedarf steigt, in dieser Situation aber keine Kohlenhydrate über die Nahrung zugeführt werden. Dann greift der Organismus auf seine Glykogenvorräte zurück, wobei er die Reserven in der Muskulatur dazu nutzt, um Energie bereitzustellen, und die Vorräte in der Leber, um den Blutzuckerspiegel zu regulieren.

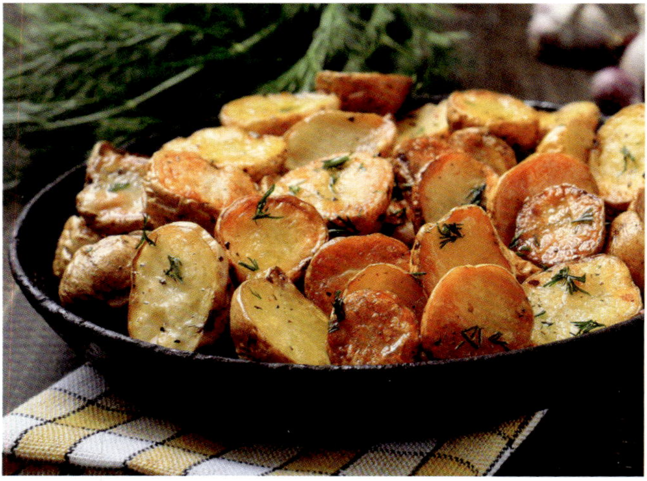

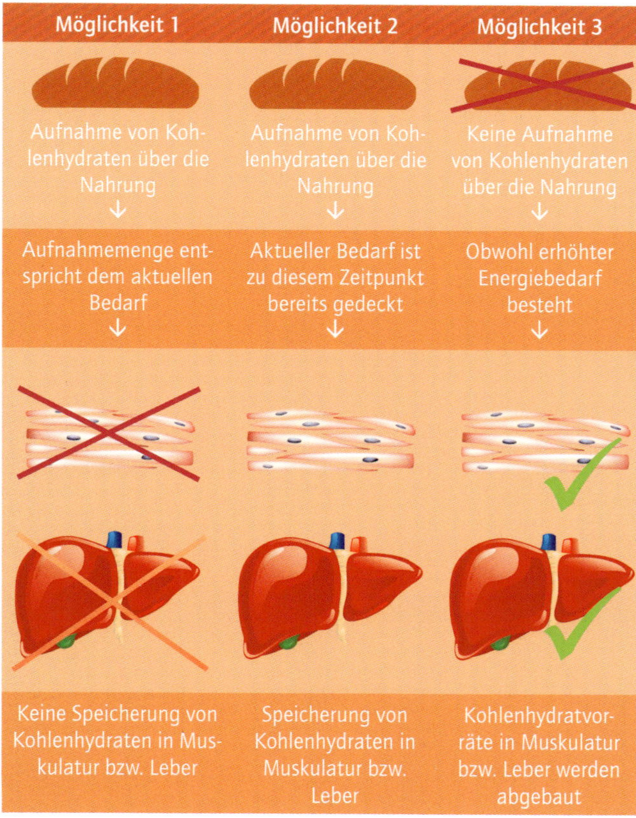

Abb. 6: Möglichkeiten der „Verwendung" von Kohlenhydraten nach erfolgter Aufnahme über die Nahrung.
Eigene Darstellung

Je besser jemand trainiert ist, umso besser kann er Kohlenhydrate in Form von Glykogen speichern. Sind die Kohlenhydratspeicher voll und erhält der Organismus weitere Kohlenhydrate, wandelt er diese in Fett um und speichert das Fett in den entsprechenden Depots – es sei denn, er benötigt sie unmittelbar zur Energiegewinnung.

TIPP

Wer seine Kohlenhydratspeicher bestmöglich gefüllt hat, kann sich über 90-120 Minuten intensiv körperlich betätigen, ohne dass er zwischendurch Kohlenhydrate über Nahrung bzw. Getränke zuführen muss. Je besser die Glykogenspeicher aufgefüllt sind, umso mehr Fette verbrennt der Organismus prozentual zu Beginn der Belastung (vgl. Friedrich, 2012, S. 56).

TIPP

Bereits eintägiges Fasten kann dazu führen, dass die Glykogenvorräte – speziell jene in der Leber – vollständig erschöpft sind (vgl. Konopka, 2012, S. 45). Eine intensive körperliche Belastung ist entsprechend nicht mehr möglich.

Während der sportlichen Betätigung gewinnt der Organismus die Energie, die er benötigt, um die Muskulatur entsprechend zu aktivieren, in erster Linie aus den Kohlenhydratreserven in der Muskulatur. Ist der Glykogenspeicher in der Muskulatur erschöpft, muss sich der Organismus anderweitig Kohlenhydrate „besorgen", damit er weiterhin Energie für die körperliche Betätigung produzieren kann: Er greift dann auf die Vorräte in der Leber zurück. Sofern nicht rechtzeitig Kohlenhydrate über Nahrung bzw. Getränke zugeführt werden, ist auch dieser Speicher irgendwann leer. In der Konsequenz sinkt der Blutzuckerspiegel, da die Leber kein Glykogen mehr zur Verfügung hat, das sie ins Blut abgeben könnte, um den Blutzuckerspiegel konstant zu halten. Diesen Zustand bezeichnet man als *Hypoglykämie* bzw. *Unterzuckerung* oder *Hungerast*. Die Symptome, die der Organismus dann zeigt, sind vielfältig (vgl. Tab. 17).

Ganz allgemein leidet die Leistungsfähigkeit, sofern die Konzentration von Glukose im Blut unter einer bestimmten Grenze liegt. Wann diese unter welchen Bedingungen erreicht ist, ist individuell unterschiedlich. Um diese Ausnahmesituation schnellstmöglich zu beenden, ist es erforderlich, zeitnah Kohlenhydrate zuzuführen. Diese sollten möglichst kurzkettig sein (vgl. Kap. 5), sodass der Organismus rasch Energie erhält. Anschließend sollte mittels komplexer Kohlenhydrate dafür gesorgt werden, dass der Organismus auch über einen längeren Zeitraum Energie zur Verfügung hat.

Tab. 17: Beispiele für Symptome im Zusammenhang mit Unterzuckerung. Eigene Darstellung

Allgemeines Schwächegefühl
Herzklopfen
Konzentrationsstörungen
Koordinationsstörungen
Kopfschmerzen
Müdigkeit
Sehstörungen
Übelkeit
Zittern

Mechanismen zur Energiegewinnung

Dem menschlichen Organismus stehen vier muskuläre Wege zur Energiegewinnung zur Verfügung. Sie unterscheiden sich u. a. dahin gehend, welche Belastungsintensität möglich ist (sehr hoch, hoch, moderat, niedrig), welche Belastungsdauer möglich ist (bis zu 10 Sekunden, bis zu zwei Minuten, 3-90 Minuten, mehrere Stunden), welche Stoffe als Energiequelle bevorzugt werden (energiereiche Phosphate, Kohlenhydrate, Fette), inwieweit Sauerstoff zur Verfügung stehen muss (ja, nein) und welche Stoffe im Rahmen der Energiegewinnung anfallen (Milchsäure, Kohlendioxid und Wasser).

Charakteristika von energiereichen Phosphaten im Zusammenhang mit der Energiegewinnung (Auszug)

- Bei den energiereichen Phosphaten handelt es sich um *Adenosintriphosphat (ATP)* und *Kreatinphosphat (KP)*. Bei ihrer Verbrennung kann Energie vergleichsweise am schnellsten freigesetzt werden.
- Ihre Verbrennung ist auch dann möglich, wenn kein Sauerstoff zur Verfügung steht.
- Sie ermöglichen sehr hohe Belastungsintensitäten.
- Die Belastung ist dafür nur bis zu 10 Sekunden durchführbar.

Charakteristika von Kohlenhydraten im Zusammenhang mit der Energiegewinnung (Auszug)

- Als Brennstoff kommt *Glukose* zum Einsatz. Jedes Kohlenhydrat besteht aus Glukosemolekülen – allerdings nicht unbedingt aus der gleicher Anzahl (vgl. Kap. 5). Minimum ist ein Glukosemolekül.
- Bei ihrer Verbrennung kann Energie deutlich schneller freigesetzt werden als bei der Verbrennung von Fetten.
- Ihre Verbrennung ist auch dann möglich, wenn kein Sauerstoff zur Verfügung steht.
- Ihre Verbrennung liefert pro Liter aufgenommenen Sauerstoffs deutlich mehr Energie als die Verbrennung von Fetten.
- Die Glykogenspeicher sind kleiner als die Fettreserven und daher schneller verbraucht.
- Sie ermöglichen hohe und moderate Belastungsintensitäten.
- Die Belastung ist dafür nur bis zu 20 Sekunden (ohne dass Sauerstoff vorhanden ist) bzw. 3-90 Minuten (sofern Sauerstoff vorhanden ist) durchführbar.

- Das Gehirn ist auf ausreichend Glukose angewiesen – es kann lediglich im Notfall aus anderen Substanzen Energie gewinnen. Sportliche Aktivitäten sind in diesen Situationen allerdings ausgeschlossen.

Charakteristika von Fetten im Zusammenhang mit der Energiegewinnung (Auszug)

- Als Brennstoff kommen *Fettsäuren* zum Einsatz. Die Fettsäuren bilden sozusagen das Grundgerüst der Fette (vgl. Kap. 6).
- Der Einsatz von Fetten zur Energiegewinnung schont die Kohlenhydratreserven.
- Fette liefern in der gleichen Gewichtseinheit deutlich mehr Energie als Kohlenhydrate oder Eiweiße.
- Für die Speicherung von Fetten benötigt man entsprechend weniger „Platz" als für jene von Kohlenhydraten oder Eiweißen.
- Zudem sind die Fettspeicher „von Haus aus" sehr groß. Über die Nahrung sollte grundsätzlich eher weniger als mehr Fett zugeführt werden.
- Die Verbrennung von Fetten erfordert immer Sauerstoff.
- Bestimmte Organe und Gewebe können aus Fetten keine Energie gewinnen, sondern sie sind auf die Versorgung mit Glukose angewiesen (z. B. Gehirn).
- Sie gestatten lediglich niedrige Belastungsintensitäten.
- Die Belastung ist dafür über mehrere Stunden durchführbar.

Charakteristika von Eiweiß im Zusammenhang mit der Energiegewinnung (Auszug)

- Als Brennstoff kommen bestimmte *Aminosäuren* zum Einsatz. Bei Aminosäuren handelt es sich um „Bausteine", die im Protein, welches über die Nahrung in den Organismus gelangt, enthalten sind und dem Aufbau körpereigener Eiweißstoffe dienen.
- Eiweiß wird vom Organismus lediglich in „Notsituationen" als Substanz, über die Energie gewonnen wird, genutzt. Der Organismus muss stark beansprucht und/oder unterversorgt sein, damit Eiweiß zur Energiegewinnung herangezogen wird.
- Dazu zählen ein Mangel an Kohlenhydraten und sehr lang andauernde körperliche Belastungen.
- Wird Eiweiß zur Energiegewinnung genutzt, fehlt es an den Stellen im Organismus, an denen es primär benötigt wird.
- Je besser jemand trainiert ist und je mehr Volumen seine Glykogenspeicher haben, umso geringer ist der Anteil, den Eiweiß am Energiestoffwechsel ausmacht.

KAPITEL 5

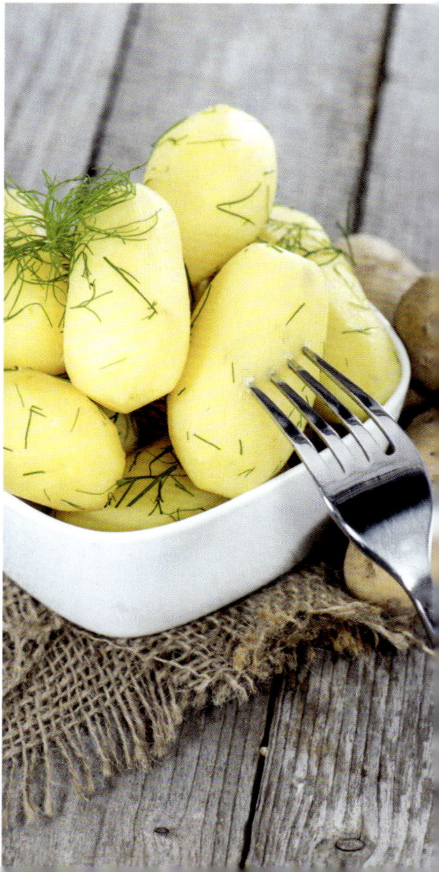

5 WELCHE ROLLE SPIELEN KOHLENHYDRATE IM ZUSAMMENHANG MIT DER ENERGIEGEWINNUNG?

Tab. 18: Empfohlene Anteile (Minimum/Maximum) an Kohlenhydraten, Fetten und Eiweiß an der Gesamtenergiezufuhr im Rahmen der Basis- oder Fitnessernährung nach Wagner & Schröder (2004, S. 15). Eigene Darstellung

	Minimum	Maximum
Kohlenhydrate	55 %	60 %
Fette	25 %	30 %
Eiweiß	12 %	20 %

Wie bereits in den vorangegangenen Kapiteln erwähnt, haben die Kohlenhydrate für den Energiestoffwechsel des arbeitenden Muskels die größte Bedeutung. Man unterscheidet vier Unterformen von Kohlenhydraten – abhängig davon, aus wie vielen Molekülen Glukose sie bestehen (vgl. Tab. 19). Bei *Glukose* handelt es sich um den bedeutsamsten *Einfachzucker*. Im allgemeinen Sprachgebrauch ist Glukose unter dem Begriff *Traubenzucker* bekannt. Dieser ist in jedem Kohlenhydrat enthalten. Durch Verbindungen von mehreren Monosacchariden entstehen – in Abhängigkeit der eingegangenen Verbindungen – *Di-*, *Oligo-* oder *Polysaccharide*, also *Zweifachzucker*, *Mehrfachzucker* oder *Vielfachzucker*.

Tab. 19: Unterformen von Kohlenhydraten. Eigene Darstellung

Kohlenhydratart	Weitere Bezeichnung	Anzahl Glukosemolekül(e)	
Monosaccharide	Einfachzucker = kurzkettige/einfache Kohlenhydrate	1	⌑
Disaccharide	Zweifachzucker	2	⌑ ⌑
Oligosaccharide	Mehrfachzucker	3-9	⌑ ⌑ ⌑ (⌑ ⌑ ⌑ ⌑ ⌑ ⌑)
Polysaccharide	= Vielfachzucker = komplexe Kohlenhydrate	10 und mehr	⌑ ⌑ ⌑ ⌑ ⌑ ⌑ ⌑ ⌑ ⌑ ⌑(...)

Die Energiegewinnung im Muskel ist einzig mittels Glukose möglich. Folglich müssen andere Kohlenhydrate – auch andere Einfachzucker wie *Fruktose* (= Fruchtzucker) – stets in Glukose umgewandelt werden, ehe der Organismus sie für den gewünschten Zweck verwenden kann. Ganz allgemein wirken sich die Unterschiede der einzelnen Kohlenhydrate in ihrem Aufbau auf die Energiebereitstellung aus: Kohlenhydrate, die mehrere Verbindungen aufweisen, müssen zunächst in Einzelmoleküle zerlegt werden –, sodass der Organismus erst einmal Energie investiert, ehe er welche erhält. Ist ein Kohlenhydrat hingegen relativ „einfach" geschaffen, steht dem Organismus deutlich schneller Energie zur Verfügung.

Tab. 20: Beispiele im Zusammenhang mit den verschiedenen Unterformen von Kohlenhydraten.
Eigene Darstellung

Kohlenhydratart	Beispiele für entsprechende Kohlenhydrate	Beispiele für Nahrungsmittel, die diese Kohlenhydrate enthalten
Einfachzucker	Glukose (= Traubenzucker), Fruktose (= Fruchtzucker), Galaktose (= Schleimzucker)	Traubenzucker, Limonaden, Obst
Zweifachzucker	Saccharose (= Rohr-/Haushaltszucker), Laktose (= Milchzucker), Maltose (= Malzzucker)	Haushaltszucker, Honig, Milch, Zerealien
Mehrfachzucker	Raffinose (= bestehend aus Glaktose, Glukose und Fruktose), Verbaskose	Hülsenfrüchte, Zuckerrüben
Vielfachzucker	Stärke (= einer der wichtigsten Speicherstoffe in pflanzlichen Zellen), Zellulose (= Hauptbestandteil von pflanzlichen Zellwänden)	Kartoffeln, Gemüse, Getreide, Brot, Reis, Bananen, Teigwaren, Zerealien, Knollen, Samen

Tab. 21: Speicherung von Kohlenhydraten.
Eigene Darstellung

Glykogen	= Speicherform in tierischen Organismen
Stärke, Zellulose	= Speicherformen in pflanzlichen Organismen

Sehr schnell Energie zur Verfügung zu haben, erscheint zunächst von Vorteil. Doch damit gehen auch Nachteile einher: Die Energie wird nicht allein in kurzer Zeit bereitgestellt, vielmehr ist sie auch in ähnlich kurzer Zeit wieder verbraucht. Komplexere Kohlenhydrate hingegen liefern dem Organismus zwar nicht so schnell Energie, dafür stellen sie diese gleichmäßiger und entsprechend auch über einen deutlich längeren Zeitraum zur Verfügung. Kohlenhydrate, die relativ viele Verbindungen aufweisen, beeinflussen somit den Blutzuckerspiegel weniger stark, als dies kurzkettige Kohlenhydrate tun: Dadurch, dass die Mehrfach- bzw. Vielfachzucker erst im Dünndarm aufgespalten werden müssen, kann der Organismus die Glukose nur verhältnismäßig langsam, sozusagen sukzessive, ins Blut abgeben. Entsprechend steigt der Blutzuckerspiegel nur langsam an und befindet sich zudem über einen vergleichsweise langen Zeitraum auf einem Niveau.

Das Hormon Insulin, das für den Abbau der ins Blut gelangten Kohlenhydrate zuständig ist, hat somit Zeit, um die Glukose abzubauen und muss vom Organismus daher nicht in so hoher Konzentration ausgeschüttet werden, wie es im Zusammenhang mit der Aufnahme von kurzkettigen Kohlenhydraten der Fall ist. Letztere bewirken einen starken Anstieg der Glukosekonzentration, was zu einer ebenso starken hormonellen Gegenregulation führt. Diese wiederum hat zur Folge, dass der Blutzuckerspiegel nicht nur wieder auf den Ausgangswert gesenkt wird, sondern letztlich sogar unter diesen fällt. Die daraus resultierende Unterzuckerung hat ihrerseits negative Auswirkungen auf die Leistungsfähigkeit (vgl. Kap. 4).

Tab. 22: Schnelligkeit der Kohlenhydrataufnahme aus verschiedenen Nahrungsmittel-(Gruppe)n in Anlehnung an Friedrich (2012, S. 59). Eigene Darstellung

Nahrungsmittel(gruppe)	Auswirkung auf den Blutzuckerspiegel	Zeit
Traubenzucker	Kohlenhydrate schießen ins Blut	10-20 min
Süßgetränke und Süßigkeiten	Kohlenhydrate strömen ins Blut	15-40 min
Mehlprodukte	Kohlenhydrate fließen ins Blut	40-60 min
Obst und Gemüse	Kohlenhydrate tropfen ins Blut	1-1:40 h
Vollkorn und Vollwertprodukte	Kohlenhydrate sickern ins Blut	1-4 h

Nimmt man allerdings während der sportlichen Betätigung Kohlenhydrate zu sich, die sehr schnell vom Organismus verwertet werden können, fällt die Gegenregulation durch Insulin weit weniger stark aus, als im Ruhezustand. Daher sind Nahrungsmittel oder Getränke, die Kohlenhydrate enthalten, welche vergleichsweise zügig Energie liefern und den Blutzuckerspiegel somit vergleichsweise stark beeinflussen, im Training bzw. im Wettkampf weit besser geeignet als in Situationen, in denen keine Belastung erfolgt. Sehr stark lassen nach Friedrich (2012, S. 29f.) z. B. Bananen, Honig und Vollweizenkekse den Blutzuckerspiegel über den Normwert ansteigen. Auf Traubenzucker, der den rasantesten Anstieg des Blutzuckerspiegels bewirkt, sollte allerdings verzichtet werden: Die Gefahr, eine Unterzuckerung zu erleiden, ist hierbei zu groß.

TIPP

Verzichten Sie möglichst auf die Aufnahme von Einfachzucker. Monosaccharide regen die Bauchspeicheldrüse an, das Hormon Insulin auszuschütten, welches die Umwandlung von Zucker in Fett beschleunigt (vgl. Konopka, 2012, S. 169). Im Rahmen der Basisernährung sollten bevorzugt Nahrungsmittel zum Einsatz kommen, die Kohlenhydrate enthalten, welche den Blutzuckerspiegel vergleichsweise gering beeinflussen.

Einfach- und Zweifachzucker sollten aufgrund der beschriebenen Charakteristika lediglich einen Anteil in Höhe von maximal 10 % an der täglichen Gesamtenergiemenge ausmachen. Entsprechend sollte der Großteil der zugeführten Kohlenhydrate aus Mehrfach- und Vielfachzuckern stammen (vgl. Abb. 7). Die komplexen Kohlenhydrate haben nicht allein den Vorteil, dass sie dem Organismus verhältnismäßig lange Energie liefern und den Blutzuckerspiegel über einen relativ langen Zeitraum konstant halten (vgl. Tab. 23). Vielmehr machen sie aufgrund ihres großen Volumens auch schnell satt, sie enthalten viele Stoffe, welche die Verdauung positiv beeinflussen, und sie weisen besonders viele Vitamine, Mineralstoffe und sekundäre Pflanzenstoffe auf. Letztere kommen insbesondere in Gemüse und Obst vor und dienen in vielfältiger Hinsicht der Gesundheit, werden sie regelmäßig und in entsprechender Menge aufgenommen. So können sie z. B. zur Senkung von Cholesterinspiegel und Blutdruck beitragen, entzündungshemmend wirken und der Entstehung von Krebserkrankungen vorbeugen. Oligo- und Polysaccharide sind in stärke- und ballaststoffreichen Nahrungsmitteln enthalten. Dazu zählen Getreide, Produkte aus Getreide, Gemüse, Hülsenfrüchte und Kartoffeln. Besonders wertvoll sind (auch) in diesem Zusammenhang Vollkornprodukte (z. B. Vollkornbrot, Vollkornnudeln).

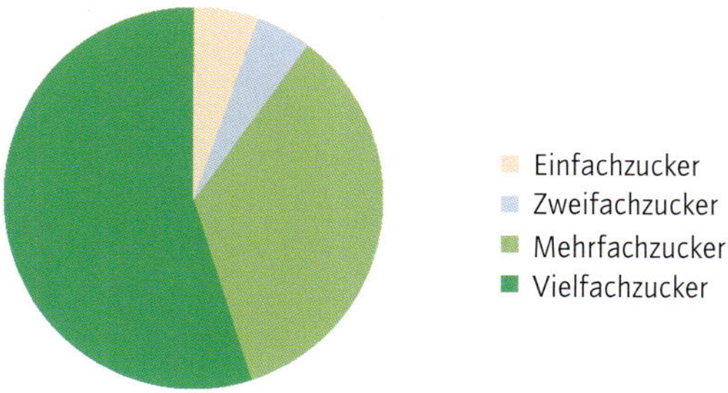

Abb. 7: Schematische Darstellung der Aufteilung der verschiedenen Kohlenhydratarten im Rahmen der Gesamtenergiezufuhr.
Eigene Darstellung

Tab. 23: Charakteristika von komplexen Kohlenhydraten.
Eigene Darstellung

Stellen dem Organismus vergleichsweise langsam Energie zur Verfügung.
Liefern dafür über einen relativ langen Zeitraum Energie.
Halten den Blutzuckerspiegel über einen verhältnismäßig langen Zeitraum konstant.
Enthalten viele Vitamine.
Enthalten viele Mineralstoffe.
Enthalten viele sekundäre Pflanzenstoffe.
Enthalten viele Stoffe, welche die Verdauung positiv beeinflussen.
Machen schnell satt.

Eine Unterzuckerung tritt auch dann ein, wenn der Organismus Kohlenhydrate aus den Vorräten der Leber zur Energiegewinnung nutzen müsste, die Glykogenspeicher in der Leber aber erschöpft sind (vgl. Kap. 4): Die Leber ist dann nicht mehr dazu in der Lage, Glukose ins Blut abzugeben, trotzdem entzieht die Muskulatur diesem nach wie vor Glukose. Schließlich benötigt sie die Glukose, um die sportliche Betätigung aufrechtzuerhalten. In der Konsequenz sinkt die Glukosekonzentration im Blut so weit ab, dass eine Unterzuckerung eintritt. Um eine solche Situation zu vermeiden, ist es wichtig, zu wissen, wie man sich vor Beginn der Sportausübung und während der Belastung optimal mit Kohlenhydraten versorgt.

Zu bedenken gilt es auch immer: Fett verzögert die Freisetzung der gespeicherten Kohlenhydrate. Wer vor Beginn der Sportausübung Nahrungsmittel zu sich genommen hat, die viel Fett enthielten, muss damit rechnen, dass er nicht in optimaler Weise Energie in Form von Kohlenhydraten zur Verfügung hat.

Tab. 24: Beispiele für Möglichkeiten der Kohlenhydratzufuhr während der sportlichen Betätigung.
Eigene Darstellung

Feste Nahrung	Flüssige Nahrung	Gemischte Konsistenz
Banane	Saftschorle	Energiegels
Müsliriegel	Elektrolytgetränke	
Energieriegel		

Eine der Gesundheit besonders dienliche Form von Kohlenhydraten sind die sogenannten *Ballaststoffe* – Bestandteile von pflanzlichen Nahrungsmitteln. Sie kommen in Getreide, Hülsenfrüchten, Nüssen, Obst und Gemüse vor und verfügen speziell über eine verdauungsfördernde Wirkung. Eine gesunde Verdauung wiederum beugt nicht allein der Entstehung von Erkrankungen vor, sondern sie hat auch einen positiven Einfluss auf die Leistungsfähigkeit. Vermutlich hat jeder Athlet schon einmal die Erfahrung gemacht, dass z. B. Verstopfung, starke Blähungen oder Durchfall die Sportausübung – mehr oder weniger stark – behindern. Darüber hinaus trägt eine ballaststoffreiche Ernährung dazu bei, das Risiko, Stoffwechselerkrankungen bzw. Herz-Kreislauf-Erkrankungen zu erleiden, zu mindern. Nahrungsmittel, die vergleichsweise viele Ballaststoffe enthalten (vgl. Tab. 25), liefern stets auch verhältnismäßig viele andere bedeutsame Stoffe, z. B. Vitamine. Dadurch, dass Ballaststoffe im Magen aufquellen, rufen sie relativ schnell einen Sättigungseffekt hervor: Das Volumen steigt an. Voraussetzung, damit das Aufquellen optimal ablaufen kann, ist das ausreichende Vorhandensein von Wasser. Wer seinem Organismus über die Ernährung relativ viele Ballaststoffe zuführt, muss zugleich viel Wasser trinken.

TIPP

Wer dafür sorgt, dass seine Verdauung optimal ist, verhindert, dass Krankheitserreger und Keime Zeit bzw. Gelegenheit bekommen, um sich im Gewebe festzusetzen.

Tab. 25: Beispiele für gute Ballaststofflieferanten. Eigene Darstellung

Apfelschalen
Gemüse (speziell Kohlsorten, aber auch Karotten)
Getreidekörner
Hülsenfrüchte
Nüsse und Samen
Trockenobst
Vollkornprodukte

Wer sich vegetarisch ernährt, nimmt automatisch besonders viele Ballaststoffe zu sich. Zu beachten ist in diesem Zusammenhang, dass Nahrungsmittel, die viele Ballaststoffe enthalten, zu den säurebildenden Nahrungsmitteln (vgl. Kap. 1) zählen. Da Mineralstoffe die entstandenen Säuren binden, ist der Bedarf an Mineralstoffen erhöht, wenn man sich ballaststoffreich ernährt. Grundsätzlich gilt: Je geringer das Gesamt-Nahrungsvolumen ist, desto stärker sollte man die Nahrungsmittel nach ihrem Ballaststoffreichtum auswählen (vgl. Pauli & Girreßer, 2014, S. 134).

Wer aufgrund seines intensiven Trainings einen enorm hohen Energiebedarf hat, muss relativ viel essen, um die erforderlichen Kalorien zuzuführen. Folglich ist das Nahrungsvolumen ganz allgemein recht groß. Wenn auf dem Speiseplan nun zu einem Großteil ballaststoffreiche Nahrungsmittel stehen, kann dies mitunter zu einem unangenehmen Gefühl im Magen-Darm-Bereich führen. In diesen Fällen ist es nicht nur erlaubt, sondern sogar ratsam, zwischendurch weniger ballaststoffreiche Nahrungsmittel zu sich zu nehmen. Aufgrund der insgesamt großen Nahrungsmenge, die man aufnimmt, ist die minimal empfohlene Zufuhr an Ballaststoffen – 30 g pro Tag – üblicherweise sozusagen automatisch gewährleistet.

TIPP

Wer aufgrund seines intensiven Trainings einen sehr hohen Energiebedarf hat, sollte zwischendurch Nahrungsmittel konsumieren, die vergleichsweise wenige Ballaststoffe enthalten. Genauso sollten kurz vor Beginn der Sportausübung eher ballaststoffarme Nahrungsmittel konsumiert werden.

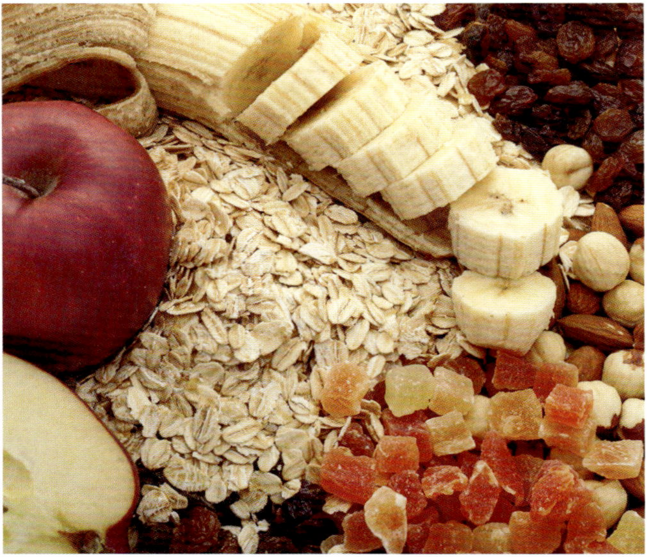

KAPITEL 6

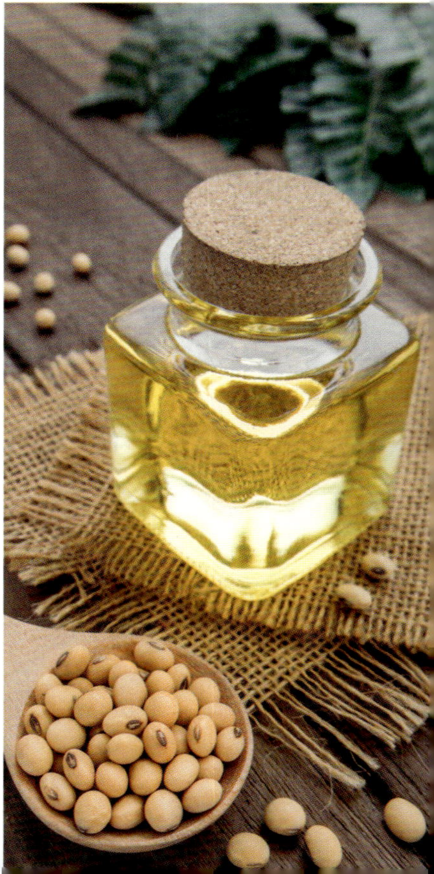

6 WELCHE ROLLE SPIELEN FETTE IM ZUSAMMENHANG MIT DER ENERGIEGEWINNUNG?

Tab. 26: Empfohlene Anteile (Minimum/Maximum) an Kohlenhydraten, Fetten und Eiweiß an der Gesamtenergiezufuhr im Rahmen der Basis- oder Fitnessernährung nach Wagner & Schröder (2004, S. 15). Eigene Darstellung

	Minimum	Maximum
Kohlenhydrate	55 %	60 %
Fette	25 %	30 %
Eiweiß	12 %	20 %

Wesentliche Bestandteile von Fetten sind die bereits erwähnten *Fettsäuren*. Fette, die in Nahrungsmitteln enthalten sind, weisen üblicherweise drei Fettsäuren auf. Man unterscheidet u. a. zwischen *tierischen Fetten* und *pflanzlichen Fetten*. *Tierische Fette* stammen zum einen direkt aus dem Fettgewebe von Tieren (z. B. in Form von Schmalz), sie können aber auch aus Milch gewonnen werden (z. B. Butter). Ausgangssubstanzen für *pflanzliche Fette* (und Öle) sind indes Ölpflanzen oder Ölsaat bzw. -samen. Bei Ölsaat handelt es sich um Pflanzensamen, die zur Gewinnung von Ölen verwendet werden (z. B. Soja, Raps, Sonnenblumen). Fette weisen bei Raumtemperatur einen festen Aggregatzustand auf, fette Öle einen flüssigen.

Fette haben im menschlichen Organismus vielfältige Funktionen (vgl. Tab. 27) – u. a. dienen sie der Energiegewinnung (vgl. Kap. 4). Darüber hinaus benötigt z. B. der Zellstoffwechsel Fett, um alle Abläufe problemlos realisieren zu können.

Tab. 27: Funktionen von Fetten.
Eigene Darstellung

Aufrechterhaltung einer konstanten Körpertemperatur (in Form des Unterhautfettgewebes)
Baustoff (z. B. für Hormone)
Energieträger
Gewährleistung der Aufnahme von Vitaminen
Gewährleistung optimaler Abläufe des Zellstoffwechsels
Schutz vor Druckbelastungen (z. B. bei empfindlichen Organen)

Es existieren drei Arten von Fetten: Während der menschliche Organismus *gesättigte Fettsäuren* und *einfach ungesättigte Fettsäuren* produzieren kann und sie somit nicht unbedingt über die Nahrung aufgenommen werden müssten, ist er nicht dazu in der Lage, *mehrfach ungesättigte Fettsäuren* herzustellen. Sie sollten folglich stets Bestandteil der Ernährung sein – schließlich ist der Organismus (auch) auf Fettsäuren dieser Art angewiesen, damit alle Stoffwechselprozesse optimal ablaufen können. Die *mehrfach ungesättigten Fettsäuren* werden auch als *essenzielle Fettsäuren* bezeichnet. Dieser Begriff verweist darauf, dass sie von außen zugeführt werden müssen, da der Organismus sie nicht herstellen kann. Zu den essenziellen Fettsäuren zählen die sogenannten *Omega-3-Fettsäuren* und *Omega-6-Fettsäuren.* Sie sind vor allem in fettreichen Fischsorten wie Lachs, Makrele und Hering enthalten, aber auch in Rapsöl und Walnüssen.

TIPP

Bereiten Sie Ihre Mahlzeiten täglich mit insgesamt 2-3 Löffeln Pflanzenöl zu! Dadurch gewährleisten Sie, dass Sie Ihrem Organismus in ausreichender Menge mehrfach ungesättigte Fettsäuren zuführen – also jene Fettsäuren, die der Organismus nicht herstellen kann. Als besonders wertvoll in diesem Zusammenhang gelten Olivenöl und Rapsöl.

Das Prinzip, bei der Auswahl der Nahrungsmittel darauf zu achten, dass diese möglichst wenig Fett enthalten (vgl. Kap. 1), darf in Bezug auf Fisch zumindest gelegentlich „aufgeweicht" werden: Aufgrund ihres hohen Gehalts an essenziellen Fettsäuren sind Hering, Lachs & Co. nicht nur ab und zu als Bestandteil des Speiseplans gestattet, sondern sogar durchaus sinnvoll. Allerdings sollte dann die Beilage in besonderem Maße nur wenig Fett enthalten. Damit sozusagen „der Durchschnitt" stimmt, bietet es sich an, fettreichen Fisch mit z. B. Pellkartoffeln oder Salzkartoffeln zu kombinieren.

Man sollte allerdings nicht allein darauf achten, dass der Fettanteil an der Gesamtenergiezufuhr insgesamt gering ausfällt, sondern auch darauf, dass das Fett, welches man aufnimmt, möglichst „günstig" für den Organismus ist. Das bedeutet z. B., dass gesättigte Fettsäuren nur selten konsumiert werden sollten – und dann auch nur in geringer Menge. Ist die über die Nahrung aufgenommene Menge an Fettsäuren dieser Art vergleichsweise groß, leidet üblicherweise die Gesundheit. Nach Wagner und Schröder (2004, S. 16) sollten gesättigte Fettsäuren maximal ein Drittel an allen Fettsäuren ausmachen, die pro

Tag aufgenommen werden. Ebenfalls höchstens ein Drittel sollte der Anteil der mehrfach ungesättigten Fettsäuren an der Gesamtfettzufuhr betragen, während mindestens ein Drittel der zugeführten Fette einfach ungesättigte Fettsäuren sein sollten.

Zu den mehrfach ungesättigten Fettsäuren zählen auch die sogenannten *Omega-3-Fettsäuren*, die seit einigen Jahren zunehmend in Wissenschaft, Medizin, Nahrungsmittelindustrie etc. Beachtung finden. Schließlich werden ihnen zahlreiche positive Effekte im Zusammenhang mit der Gesundheit zugesprochen. Während Kaltwasserfische wie Heringe, Lachs, Makrelen, Sardellen und Sardinen gute tierische Quellen für Omega-3-Fettsäuren sind, sind dies Leinöl, Walnussöl und Rapsöl im pflanzlichen Bereich.

Für Sportler ist im Zusammenhang mit Omega-3-Fettsäuren gerade auch die Tatsache von großer Bedeutung, dass bei ihrer Weiterverarbeitung Stoffe entstehen, die einen entzündungshemmenden Effekt haben. Schließlich resultieren aus intensiver körperlicher Aktivität Verbindungen, die im Organismus aggressiv wirken, und die in Kombination mit mehr oder weniger ausgeprägten Verletzungen in der Muskulatur Entzündungen im gesamten Organismus auslösen können.

TIPP

Essen Sie mindestens zweimal wöchentlich Fisch. Dadurch gewährleisten Sie, dass Sie in ausreichender Menge solche Omega-3-Fettsäuren aufnehmen, denen in besonderer Weise entzündungshemmende Wirkungen zugesprochen werden.

Um sich adäquat zu ernähren, ist allerdings nicht allein entscheidend, welchen Anteil die verschiedenen Fettsäurenarten an der Gesamtfettzufuhr ausmachen. Vielmehr spielt auch eine Rolle, in welchem Verhältnis die verschiedenen, einfach ungesättigten Fettsäuren und die mehrfach ungesättigten Fettsäuren aufgenommen werden. So können z. B. hoch ungesättigte Fettsäuren, sofern sie „alleine" in einem Nahrungsmittel bzw. in einer Speise vorkommen, die Entstehung von Entzündungsprozessen im Organismus begünstigen (vgl. Tab. 28). In Kombination aber mit einfach ungesättigten Fettsäuren, wie sie z. B. in Rapsöl dominieren, verhindern sie entzündliche Reaktionen (vgl. Wagner & Schröder, 2004, S. 16). Auch in Bezug auf die optimale Versorgung des Organismus mit Blut – und damit auch mit Sauerstoff – ist eine günstige Kombination von einfach ungesättigten Fettsäuren und mehrfach ungesättigten Fettsäuren wichtig.

Tab. 28: Verschiedene Fettsäurenarten und ihre Auswirkungen auf den Organismus in Anlehnung an Wagner & Schröder (2004, S. 16). Eigene Darstellung

Fettsäurenart	Vorkommen (Auswahl)	Immunsystem	Entzündungsreaktionen	Blutfette (z. B. Cholesterin)
Gesättigte Fettsäuren	Butter, fetter Käse	Ungünstig ☹	Neutral 😐	Ungünstig ☹
Einfach ungesättigte Fettsäuren	Oliven, Olivenöl	Gut ☺	Gut ☺	Sehr gut ☺☺
Mehrfach ungesättigte Fettsäuren	Distelöl, Sonnenblumenöl	Neutral 😐	Ungünstig ☹	Neutral 😐

TIPP

Man kann sich relativ leicht merken, welche Nahrungsmittel überwiegend aus welchen Fettsäurenarten zusammengesetzt sind: Gesättigte Fettsäuren weisen bei Zimmertemperatur einen festen Aggregatzustand auf. Sie sind zwar Bestandteil aller Nahrungsfette, aber tierische Fette (z. B. Butter) enthalten stets mehr gesättigte Fettsäuren als pflanzliche. Es gibt nur eine Ausnahme: Das (pflanzliche) Kokosfett, welches in vielen Backwaren enthalten ist, besteht zum Großteil aus gesättigten Fettsäuren. Gesättigte Fettsäuren eignen sich in besonderer Weise zum Braten und Frittieren – schließlich sind sie sehr hitzebeständig. (Mehrfach) ungesättigte Fettsäuren sind hingegen in erster Linie in flüssigen Fetten (z. B. Ölen) zu finden.

Tab. 29: Beispiele für Nahrungsmittel mit einem sehr hohen Gehalt an mehrfach ungesättigten Fettsäuren.
Eigene Darstellung

Distelöl
Sonnenblumenöl
Sojabohnen
Paranüsse
Steinbutt
Rapsöl
Lachs

Tab. 30: Beispiele für Nahrungsmittel mit einem sehr hohen Gehalt an gesättigten Fettsäuren.
Eigene Darstellung

Croissant
Mousse au Chocolat
Vanillepudding
Nuss-Nougat-Creme
Butter
Milch (1,5 % Fett)
Cheeseburger
Pizza Margherita

Es ist sehr unkompliziert möglich, vergleichsweise fetthaltige Nahrungsmittel gegen fettarme auszutauschen (z. B. Speisequark in Vollfettstufe gegen Magerquark, Salami gegen Kochschinken). Der Einkauf muss lediglich bewusster geschehen. Wer dies probiert, wird schnell feststellen, dass auch der Geschmack in der Regel nicht „leidet". Sicherlich ist manches zunächst ungewohnt, aber nach kurzer Zeit wird der „neue Geschmack" vermutlich als selbstverständlich empfunden werden. Und dies bei positiven Auswirkungen auf die Gesundheit! In Bezug auf die Auswahl von Käse sind mitunter „Rechenspiele" gefragt: Auf der Verpackung ist i. d. R. der Fettgehalt in der Trockenmasse (Fett i. Tr.) angegeben. Der jeweilige Wert verweist auf den Prozentsatz von Fettanteilen, die sich in der Käsemasse befinden, nachdem ihr alle Wasseranteile entzogen wurden (vgl. Pauli & Girreßer, 2014, S. 151). Je höher der Wasseranteil ist, desto geringer fällt – bei gleichem Prozentsatz Fett i. Tr. – der absolute Fettanteil aus. Der Wasseranteil ist dabei umso geringer, je härter ein Käse ist. D. h., harte Käse enthalten vergleichsweise mehr Fett als z. B. Frischkäse.

Tab. 31: Fettgehalte ausgewählter Nahrungsmittel in Anlehnung an die Deutsche Gesellschaft für Fettwissenschaft (2011). Eigene Darstellung

Fettgehalt (in %)	Nahrungsmittel
83,2	Butter
61,6	Haselnüsse (Kern)
48,7	Geröstete Erdnüsse
39,8	Kartoffelchips
38,7	Salami
34,8	Zervelatwurst
32,3	Milchschokolade
30,5	Emmentaler (45 %)
25,6	Aal
23,6	Edamer (40 %)
20,8	Wiener Würstchen
18,8	Hering
11,5	Hühnereier
11,5	Speisequark (40 %)
11,0	Butterkeks
7,9	Kondensmilch (7,5 %)
7,5	Schweinekotelett
6,0	Corned Beef
5,2	Speisequark (20 %)
4,5	Schweinefilet
4,4	Rinderfilet

3,7	Kuhmilch
3,7	Kondensmilch (3,5 %)
0,9	Hühnerbrust
0,3	Brokkoli
0,3	Kabeljau
0,2	Bananen
0,2	Tomaten
0,1	Kartoffeln
0,1	Schellfisch
0,1	Joghurt, mager

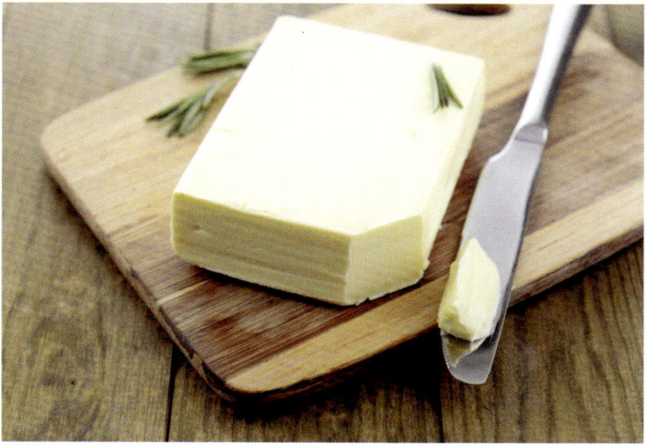

KAPITEL 7

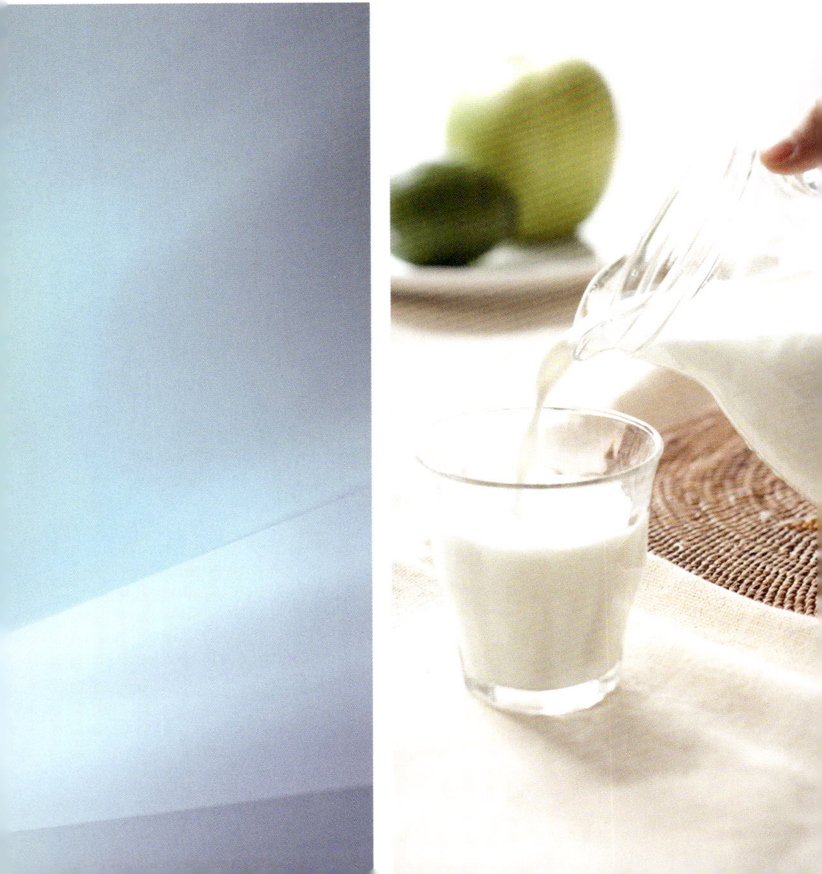

7 WELCHE ROLLE SPIELEN EIWEISSE IM ZUSAMMENHANG MIT DER ENERGIEGEWINNUNG?

Tab. 32: Empfohlene Anteile (Minimum/Maximum) an Kohlenhydraten, Fetten und Eiweiß an der Gesamtenergiezufuhr im Rahmen der Basis- oder Fitnessernährung nach Wagner & Schröder (2004, S. 15). Eigene Darstellung

	Minimum	Maximum
Kohlenhydrate	55 %	60 %
Fette	25 %	30 %
Eiweiß	12 %	20 %

Der menschliche Organismus kann einzig über die Aufnahme von Eiweiß seinen Bedarf an Stickstoff decken, da (u. a.) die anderen energieliefernden Nährstoffe keinen Stickstoff enthalten. Entsprechend ist eine regelmäßige Zufuhr von Eiweißen – auch *Proteine* genannt – unerlässlich. Dabei gilt wie in Bezug auf z. B. Kohlenhydrate: Es reicht nicht aus, dass eine regelmäßige Zufuhr gewährleistet wird, sondern es muss zudem eine Aufnahme in ausreichender, dem individuellen Bedarf angemessener Menge garantiert sein. Ansonsten treten Störungen im Zusammenhang mit verschiedenen Stoffwechselprozessen auf.

Wie bereits erwähnt, ist der Anteil, den Eiweiß an der Energiegewinnung ausmacht, sehr gering (vgl. Kap. 4). Proteine kommen im menschlichen Organismus lediglich in Ausnahmesituationen – z. B. bei lang andauernder körperlicher Belastung oder beim Fasten – als Energieträger zum Einsatz. Wer also etwa relativ wenig isst, muss in besonderer Weise darauf achten, dass er nicht allein ausreichend Kohlenhydrate zu sich nimmt, sondern auch – im Rahmen der Empfehlungen für die Maximalzufuhr pro Tag (s. u.) – vergleichsweise viel Eiweiß. Eiweiße haben zahlreiche Funktionen, die von wesentlich höherer Bedeutung sind: So sind Proteine z. B. am Aufbau von Körperstrukturen beteiligt (Muskelaufbau etc.), sie sind Bestandteil nahezu aller Enzyme, die Stoffwechselprozesse beeinflussen, sie spielen im Zusammenhang mit dem Immunsystem und der Regeneration der Muskulatur nach körperlicher Betätigung eine bedeutsame Rolle und üben eine Transportfunktion aus (vgl. Tab. 33). Da beim Sporttreiben der Stoffwechsel sehr aktiv ist, werden dabei auch viele Enzyme und Hormone verbraucht. Diese Stoffe können sozusagen, wenn sie zum Einsatz kamen, nicht beliebig „wiederverwertet" werden. Entsprechend müssen sie ersetzt, d. h., vom Organismus wieder produziert, werden – wozu eben auch Eiweiß erforderlich ist.

Tab. 33: Funktionen von Eiweißen.
Eigene Darstellung

Enzymfunktion
Hormonale Funktion
Immunfunktion
Pufferfunktion im Säure-Basen-Haushalt (Beitrag zur Aufrechterhaltung des pH-Werts des Bluts)
Strukturfunktion
Transportfunktion

TIPP

Sehen Sie zu, dass Sie möglichst selten Eiweiße zur Energiegewinnung heranziehen müssen. Denn der Organismus muss diese an anderen Stellen „abzweigen". Die Folge sind Funktionsstörungen an den betreffenden Orten. Zu den Stellen im Organismus, an denen die Eiweiße dann fehlen, zählt u. a. das Immunsystem. Hinzu kommt, dass aus der Verbrennung von Proteinen Stoffe resultieren, die vom Organismus entgiftet werden müssen (vgl. Schek, 2005, S. 64). Insofern gestaltet sich die Nutzung von Eiweißen zur Energiegewinnung relativ aufwendig bzw. sie geht mit „unerfreulichen Begleiterscheinungen" einher.

Das über die Nahrung aufgenommene Eiweiß liefert sozusagen „Bausteine", die der Organismus zur Herstellung körpereigener Eiweißstoffe nutzt. Dabei handelt es sich um die sogenannten *Aminosäuren.* Von allen Aminosäuren, die existieren, sind im Zusammenhang mit der Herstellung von körpereigenen Eiweißstoffen lediglich 20 unterschiedliche von Bedeutung. Einige von ihnen (11) kann der Organismus herstellen[2], andere hingegen (9) müssen diesem „von außen" – d. h., über die Nahrung – zugeführt werden. Sie werden als *essenzielle Aminosäuren* bezeichnet, d. h., sie sind – wie die in Kap. 6 erwähnten essenziellen Fettsäuren – lebensnotwendig, der Organismus ist aber eben nicht dazu in der Lage, sie aufzubauen. Wichtig dabei: Dem

2 *Einzig in bestimmten Situationen ist der Organismus dazu (noch) nicht in der Lage, sodass auch diese Aminosäuren dann über die Nahrung zugeführt werden müssen. Diese Aminosäuren werden daher als* ***semiessenziell****, d. h., bedingt lebensnotwendig, bezeichnet. Entsprechende Situationen sind z. B. bestimmte Erkrankungen oder die ersten Lebenstage eines Säuglings.*

Organismus muss jede essenzielle Aminosäure in ausreichender Menge zur Verfügung stehen, damit alle Abläufe optimal vonstattengehen können.

Tab. 34: Formen von Aminosäuren.
Eigene Darstellung

Bezeichnung	Charakteristika
Essenzielle	• = Zufuhr von außen jederzeit erforderlich • = lebensnotwendig
Nichtessenzielle	• = Herstellung seitens des Organismus möglich
Semiessenzielle	• = Zufuhr von außen unter bestimmten Bedingungen erforderlich • = bedingt lebensnotwendig

Drei „Sonderfälle" existieren in Bezug auf die essenziellen Aminosäuren: Die Aminosäuren Isoleucin, Leucin und Valin werden als *verzweigtkettige* Aminosäuren bezeichnet. Während die anderen Aminosäuren von der Leber aufgenommen und weiterverarbeitet werden, erfolgt die Aufnahme und Verwertung von Isoleucin, Leucin und Valin hauptsächlich in der Skelettmuskulatur (vgl. Pauli & Girreßer, 2014, S. 172). Nach Wienecke (2011, S. 91) sind sie für den Aufbau von Muskelmasse unentbehrlich. Auch in den angesprochenen Ausnahmesituationen, in denen der Organismus aus Eiweißen Energie gewinnt, sind die verzweigtkettigen Aminosäuren von Bedeutung: Sind die Glykogenvorräte erschöpft, produziert die Leber mithilfe von Isoleucin, Leucin und Valin – und weiteren Aminosäuren – Glukose. Das Gehirn und die roten Blutkörperchen benötigen diesen, den bedeutsamsten, Einfachzucker (vgl. Kap. 5), um funktionstüchtig zu sein. Wird der Bedarf an Glukose nicht über das Leberglykogen gedeckt, z. B. weil der Speicher aufgrund intensiver körperlicher Betätigung entleert ist, kommen Isoleucin, Leucin & Co. zum Einsatz, um Glukose zu produzieren. Nach Friedrich (2012, S. 90) dient dies der „energetischen Absicherung der wichtigsten Aufgaben von Gehirn und Blut".

Allerdings verwendet der Organismus lediglich dann verzweigtkettige Aminosäuren aus der Muskulatur zur Energiegewinnung, wenn die Muskulatur in der dann bereits eingetretenen „Notsituation" nicht beansprucht wird. Ist diese hingegen aktiv – eben z. B. weil man sich sportlich betätigt –, baut der Organismus „die das Immunsystem stabilisierenden Aminosäuren ab" (Friedrich, 2012, S. 91). Die damit einhergehende Schwächung des Immunsystems kann z. B. dazu führen, dass man eine Erkältung erleidet.

TIPP

Wer regelmäßig Käse zu sich nimmt, führt seinem Organismus (auch) die für Sportler besonders wertvollen verzweigtkettigen Aminosäuren zu: Nach Friedrich (2012, S. 44) sind u. a. Gouda, Emmentaler Käse, Tilsiter Käse und Edamer Käse sehr reich an verzweigtkettigen Aminosäuren. Auch manche Fleischsorten enthalten viele dieser Aminosäuren – darunter Rinderfilet, Kalbfleisch, Hähnchenschnitzel und Putenschnitzel (ebd.).

Während für Kohlenhydrate und für Fette im Organismus Speichermöglichkeiten bestehen, gibt es eine solche „Einrichtung" für Eiweiße nicht. Eine „Reserve" an den „Bausteinen" der Proteine ergibt sich einzig im Zwischenstoffwechsel. Dabei handelt es sich um den sogenannten *Aminosäurenpool.* Dieser setzt sich zusammen aus Aminosäuren, die über die Nahrung zugeführt werden, Aminosäuren, die aus Abbauvorgängen im Organismus resultieren, und Aminosäuren, die vom Organismus hergestellt werden.

Grundsätzlich ist das zugeführte Eiweiß umso hochwertiger, je mehr Gramm Körperweiß aus dem Nahrungseiweiß produziert werden kann. Das aufgenommene Protein hat in dem Fall eine hohe sogenannte *biologische Wertigkeit.* Dabei gilt das Prinzip: Tierisches Eiweiß ist für den menschlichen Organismus ganz allgemein biologisch hochwertiger als pflanzliches. Die bedarfsgerechte Zufuhr von besonders hochwertigem Eiweiß ist folglich prinzipiell leichter bzw. weniger aufwendig, wenn man sowohl tierische als auch pflanzliche Nahrungsmittel zu sich nimmt.

Tab. 35: Beispiele für Nahrungsmittel mit einem hohen Gehalt an Eiweiß. Eigene Darstellung

Eiweißgehalt pro 100 g verzehrbarer Anteil	Beispiele für Nahrungsmittel
21-30 g	Garnelen, Hähnchenbrust, Putenbrust, Rinderfilet, Thunfisch
11-20 g	Amaranth, Dorade, Forelle, Haferflocken, Lachs, Magerquark, Quinoa, Sojabohnen, Tofu, Zander
1-10 g	Bohnen, Ei, Linsen, Milch, Vollkornnudeln

Aber auch Vegetarier (vgl. Kap. 14) haben gute Möglichkeiten, sich in ausreichender Menge mit biologisch vorteilhaftem Eiweiß zu versorgen. So weisen z. B. Produkte aus Soja eine sehr hohe biologische

Wertigkeit auf (vgl. Tab. 36). Sie enthalten zugleich alle essenziellen Aminosäuren. Die optimale biologische Wertigkeit unter den Nahrungsmitteln, nämlich 100, weist ein Hühnerei auf: Aus 20 g Protein aus dem Vollei[3] können 20 g körpereigene Eiweißstoffe hergestellt werden.

Tab. 36: Beispiele für Nahrungsmittel mit besonders hoher biologischer Wertigkeit (> 80; absteigend sortiert).
Eigene Darstellung

Hühnerei
Thunfisch
Kuhmilch
Schweinefleisch
Soja
Reis
Rindfleisch

Ganz allgemein besteht die Möglichkeit, durch eine sinnvolle Kombination von Nahrungsmitteln die biologische Wertigkeit in besonderer Weise zu erhöhen. So können z. B. pflanzliche Nahrungsmittel, sofern sie geschickt zusammengestellt werden, letztlich eine höhere biologische Wertigkeit haben, als tierisches Eiweiß alleine. Speisen wie Spiegelei mit Kartoffeln (= Hühnerei und Kartoffeln kombiniert) Pfannkuchen (= Kuhmilch und Weizenmehl) oder Rührei (= Hühnerei und Sojamilch/Kuhmilch kombiniert) etwa kommen auf Werte, die deutlich über 100 liegen.

3 *Als **Vollei** bezeichnet man die aus dem kompletten Inhalt aufgeschlagener Hühnereier gewonnene Eimasse. Vollei ist in vielen Teigwaren enthalten, die industriell produziert wurden.*

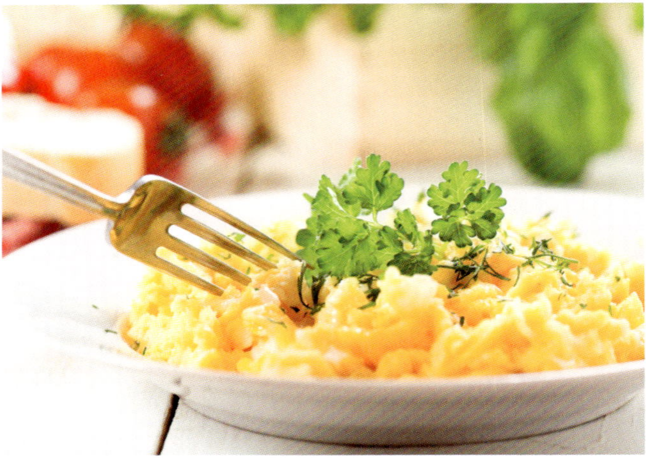

Während viele Sportler ihrem Organismus zu wenige Kohlenhydrate zuführen und stattdessen zu viel Fett – vor allem zu viel qualitativ „ungünstiges" Fett – aufnehmen, entspricht die Zufuhr an Eiweiß i. d. R. dem Bedarf (vgl. Kap. 3). Die Deutsche Gesellschaft für Ernährung (o. J.b) empfiehlt Erwachsenen ganz allgemein eine Zufuhr in Höhe von 0,8 g Protein pro kg Körpergewicht pro Tag. Verschiedene Umstände führen zu einem erhöhten Bedarf (vgl. Tab. 37). Dazu zählt auch sportliche Aktivität. Schließlich bringt körperliche Betätigung z. B. einen Verschleiß an Muskelfasern mit sich (vgl. Graf et al., 2012, S. 151). Proteine dienen dazu, anschließend wieder den „Ausgangszustand" herzustellen. Eine ausreichende Zufuhr an Eiweiß ist, wie bereits erwähnt, u. a. auch im Hinblick auf den Erhalt des Immunsystems von Bedeutung – und natürlich zum Aufbau von Muskulatur.

Tab. 37: Beispiele für Faktoren, welche den Eiweißbedarf erhöhen. Eigene Darstellung

Sportliche Aktivität ganz allgemein
Krafttraining (Muskelaufbau)
Wachstumsphase
Schwangerschaft/Stillzeit
Regenerationsphasen (z. B. nach Erkrankungen)

Dabei ist es ein Trugschluss, zu denken, dass ein umso besseres Muskelwachstum erzielt werden kann, je mehr Eiweiß man zu sich nimmt. Führt man seinem Organismus mehr als ca. 2 g Proteine pro kg Körpergewicht pro Tag zu, nutzt dieser das „überschüssige" Eiweiß nicht zum Aufbau von Muskulatur, sondern er setzt es zur Energiegewinnung ein bzw. speichert es in Form von Fett (vgl. Raschka & Ruf, 2012, S. 86). Bei einem 80 kg schweren Athleten würde demnach die Grenze, ab der kein weiterer Muskelzuwachs verzeichnet werden kann, bei 160 g Protein pro Tag liegen. Sportlerinnen, die „Leichtgewichte" sind, könnten diese Grenze z. B. schon bei einer Zufuhrmenge in Höhe von 70-80 g erreichen. Dies gilt es auch im Zusammenhang mit den empfohlenen Anteilen der verschiedenen energieliefernden Nährstoffe an der täglichen Gesamtenergiezufuhr zu berücksichtigen: Eine sehr leichte Person, die ihrem Organismus üblicherweise über den Tag verteilt auch weit weniger Energie (kcal) zuführt als eine doppelt so schwere Person, kommt viel schneller an die Grenze in Höhe von 2 g Eiweiß pro kg Körpergewicht pro Tag als jemand, der – bei einem empfohlenen Eiweißanteil in gleicher Höhe – deutlich mehr Kalorien aufnimmt.

TIPP

In der Phase des Muskelaufbaus eignen sich z. B. fettarmer Joghurt, fettarme Milch, Magerquark, Milchreis und Joghurt/Milch mit Müsli besonders gut. Bedenken Sie jedoch, dass etliche Müslimischungen relativ viel Zucker – und ggf. auch Fett – enthalten. Das gilt z. B. für Müslis, die mit Schokolade angereichert sind.

Wer in Bezug auf die Eiweißzufuhr über einen vergleichsweise langen Zeitraum deutlich die Grenze in Höhe von 2 g pro kg Körpergewicht pro Tag übersteigt, muss nicht allein damit rechnen, dass der Anteil an Körperfett steigt, sondern es sind durchaus gravierende negative Auswirkungen auf die Gesundheit möglich (z. B. Schädigung der Nieren, Entwicklung von Erkrankungen wie Gicht oder Rheuma).

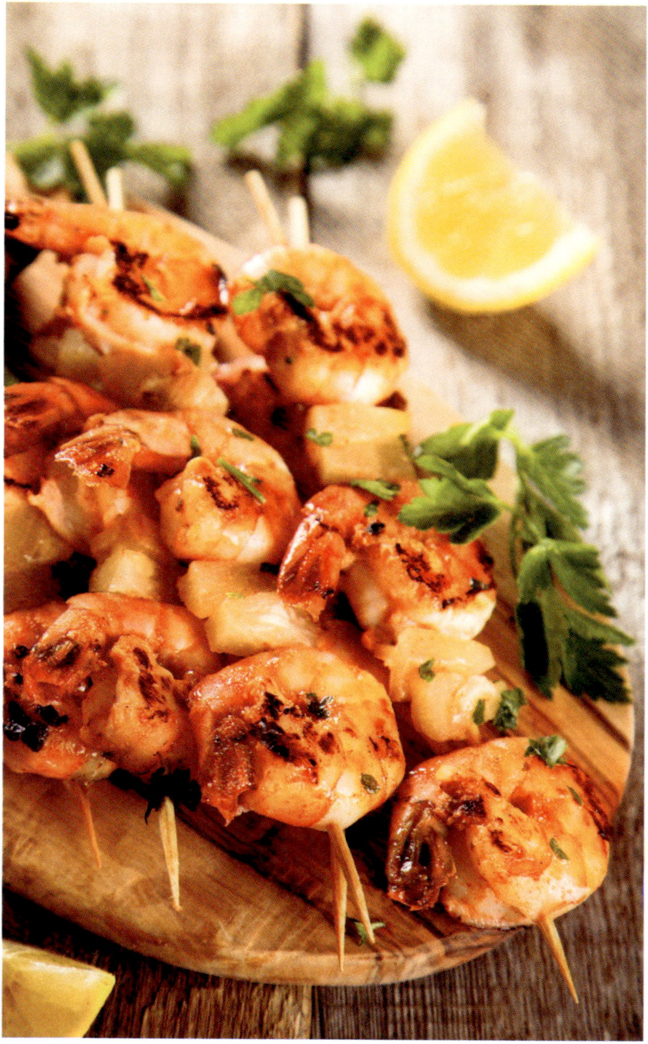

KAPITEL 8

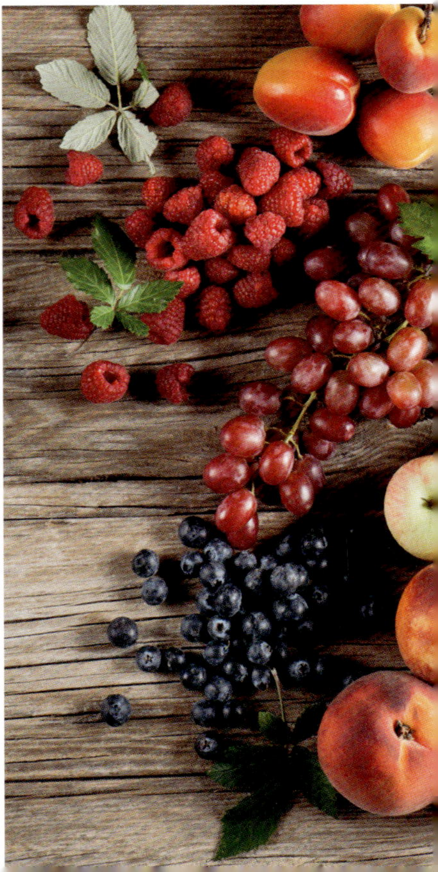

8 WELCHE BEDEUTUNG HABEN VITAMINE IM ORGANISMUS UND SPEZIELL FÜR DEN ATHLETEN?

Vitamine können vom menschlichen Organismus nicht bzw. nur teilweise produziert werden. Auch eine Speicherung ist nicht oder nur begrenzt möglich. Zugleich gehen dem Organismus aus verschiedenen Gründen Vitamine verloren (vgl. Tab. 38). Da die Gesundheit – und damit auch die Leistungsfähigkeit – leidet, wenn dem Organismus Vitamine fehlen, weil in dem Fall wichtige Stoffwechselprozesse nicht optimal ablaufen können, müssen sie stets über die Nahrung zugeführt werden. Dabei ist zugleich auf eine ausreichende Zufuhrmenge zu achten.

Tab. 38: Abgabe und Aufnahme von Vitaminen. Eigene Darstellung

Vitamine gehen dem Organismus verloren ...	Vitamine stehen dem Organismus zur Verfügung ...
• ... indem sie im Rahmen verschiedener Stoffwechselprozesse verbraucht werden; • ... indem er sie ausscheidet.	• ..., wenn sie über die Nahrung aufgenommen wurden; • ..., wenn sie über Getränke aufgenommen wurden; • ... wenn sie vom Organismus produziert wurden (nur bedingt möglich); • (..., wenn sie über Vitaminpräparate aufgenommen wurden).

Analog zu den energieliefernden Nährstoffen, die in verschiedenen Nahrungsmitteln in unterschiedlicher Menge vorkommen, gestaltet sich der Vitamingehalt von Nahrungsmitteln sehr unterschiedlich (Gesamtmenge, Anzahl verschiedener Vitamine, Menge der einzelnen Vitamine). Dies sollte bei der Zusammenstellung des täglichen Speiseplans berücksichtigt werden, damit der jeweils individuelle Bedarf an allen Vitaminen auch gedeckt wird. Dabei fällt der Bedarf an Vitaminen – wie es auch z. B. in Bezug auf den Kalorienbedarf und den Bedarf an Kohlenhydraten der Fall ist – individuell sehr unterschiedlich aus (vgl. Tab. 39). Sportlich aktive Menschen z. B. haben einen höheren Bedarf an Vitaminen als sportlich nicht oder nur wenig aktive Gleichaltrige, da u. a. die Stoffwechselaktivität bei Belastung höher ist als im Ruhezustand und dabei entsprechend mehr Vitamine verbraucht werden. Je umfangreicher und intensiver jemand Sport treibt, umso höher ist dessen Energiebedarf und umso höher ist in der Folge auch u. a. sein Vitaminbedarf. Wird dieser nicht gedeckt, können bestimmte Abläufe im Organismus nicht mehr optimal gewährleistet werden.

Tab. 39: Beispiele für Faktoren, die zu einem erhöhten Vitaminbedarf führen. Eigene Darstellung

Große/größere Körperlänge
Hohes/höheres Körpergewicht
Rauchen
Schwangerschaft
Sportliche Aktivität
Stillzeit
Stress
Wachstumsphase

Die verschiedenen Vitamine haben im menschlichen Organismus entsprechend auch unterschiedliche Aufgaben: So sind z. B. manche an der Wirkung von Enzymen beteiligt und tragen damit mit dazu bei, dass Stoffwechselprozesse optimal ablaufen. Andere wiederum sorgen dafür, dass Stoffwechselprodukte, die (gerade auch) beim Sporttreiben entstehen und die der Gesundheit nicht dienlich sind, nicht so wirken können, wie sie „möchten". Auch für die Erhaltung der Immunabwehr sind Vitamine unerlässlich.

13 Vitamine gelten als lebensnotwendig. Man unterscheidet diese in *fettlösliche Vitamine* (4) und *wasserlösliche Vitamine* (9; vgl. Tab. 40). Erstere können vom menschlichen Organismus nur dann verwertet werden, wenn man sie zusammen mit (etwas) Fett aufnimmt. Üblicherweise gelingt dies automatisch – zumindest, wenn das Nahrungsmittel, das die fettlöslichen Vitamine enthält, Bestandteil einer Mahlzeit ist. In den anderen Nahrungsmitteln, die im Rahmen dieser Mahlzeit aufgenommen werden, ist üblicherweise so viel Fett enthalten, dass die fettlöslichen Vitamine, wie gewünscht, verarbeitet werden können.

Tab. 40: Unterformen von Vitaminen.
Eigene Darstellung

Vitaminform	Anzahl Vitamine insgesamt	Vitamine im Einzelnen
Fettlösliche	4	A, D, E, K
Wasserlösliche	9	B_1,B_2, B_6, B_{12}, C, Biotin, Folsäure, Niacin, Pantothensäure

Welche Vitamine zu den fettlöslichen zählen und welche zu den wasserlöslichen, kann man sich relativ leicht merken: Die Abkürzung „ADEK" steht für die fettlöslichen Vitamine A, D, E und K. Alle anderen – Vitamin C sowie die acht Vitamine des sogenannten *Vitamin-B-Komplexes* – gehören der Gruppe der wasserlöslichen Vitamine an (vgl. Graf et al., 2012, S. 160). Athleten haben einen besonders hohen Bedarf an Betakarotin (= Vorstufe von Vitamin A), Vitamin C und Vitamin E.

Tab. 41: Beispiele für verschiedene Vitamindichten von Nahrungsmitteln. Eigene Darstellung

Viele Vitamine	Wenige Vitamine
Fettarme Milch	Alkohol
Fettarme Milchprodukte	Allgemein sehr fettreiche Nahrungsmittel
Gemüse	Allgemein sehr zuckerreiche Nahrungsmittel
Hülsenfrüchte	Chips und andere Knabbereien
Kartoffeln	Hamburger
Obst	Limonade
Sojaprodukte	Pommes frites
Vollkornprodukte	Weißmehlprodukte

Auch wenn Sportler einen erhöhten Bedarf an Vitaminen haben, so bedeutet dies nicht, dass sie diese „hemmungslos" aufnehmen sollten. Zum einen kann man als gesunder Mensch keine leistungssteigernden Effekte erzielen, wenn man Vitamine in einer deutlich höheren Dosis aufnimmt, als sie dem Bedarf entspricht. Eine Verbesserung der Leistungsfähigkeit könnte höchstens dann die Folge einer erhöhten Zufuhr sein, wenn derjenige im Hinblick auf bestimmte Vitamine unterversorgt ist. Insofern machen überhöhte Gaben – wenn sie mit der

Hoffnung verbunden sind, man habe dadurch mehr Ausdauer, Kraft, könne schneller regenerieren etc. – im Normalfall keinen Sinn.

Vielmehr kann die Gesundheit durch zu hohe Zufuhren an Vitaminen sogar Schaden nehmen, sofern diese über einen längeren Zeitraum erfolgen – zumindest, wenn sich die Überdosierung auf fettlösliche Vitamine bezieht. Denn diese werden im Organismus stets gespeichert, wenn sie in zu großer Menge vorliegen, und diese Anreicherung bringt gesundheitliche Probleme mit sich (z. B. Kopfschmerzen, Kreislaufbeschwerden, Magen-Darm-Beschwerden). Wasserlösliche Vitamine hingegen werden, wenn ein (deutlicher) Überschuss an ihnen vorliegt, über die Niere ausgeschieden, sodass erhöhte Zufuhren vergleichsweise unproblematisch sind.

„Vitaminvergiftungen" in Bezug auf wasserlösliche Vitamine kommen daher sehr selten vor. Es können höchstens z. B. Magen-Darm-Beschwerden und Störungen im Zusammenhang mit der Aufnahme anderer Vitamine auftreten, werden über einen langen Zeitraum deutlich zu hohe Dosen an Vitamin C aufgenommen.

Aber auch gesundheitsgefährdende Überdosierungen hinsichtlich fettlöslicher Vitamine sind nicht häufig. Denn generell gilt: Wer sich ausgewogen und seinem Energiebedarf entsprechend ernährt, für den besteht üblicherweise keine Gefahr, Überdosierungen zu erleiden. Eine „Vitaminvergiftung" kann i. d. R. lediglich im Falle einer (stark unvernünftigen) Einnahme von Vitaminpräparaten bzw. Nahrungsergänzungsmitteln zustande kommen.

Wenn Überdosierungen entstehen, so ist dies am ehesten in Bezug auf die Vitamine A und D der Fall. Die Vitamine E und K hingegen bergen diesbezüglich wenig bzw. keine Gefahr. Gleiches gilt für Betakarotin: Es lagert sich zwar in der Haut ab und sorgt damit für eine Gelbfärbung selbiger, wenn im Organismus zu viel an Betakarotin vorhanden ist. Gravierende negative Auswirkungen auf die Gesundheit sind im Fall einer Überdosierung aber nicht zu befürchten.

FETTLÖSLICHE VITAMINE

Vitamin A und Betakarotin

Der Begriff *Vitamin A* steht für mehrere Substanzen, die zum Teil direkt mit der Nahrung aufgenommen oder aus anderen Substanzen, die über die Nahrung aufgenommen werden, gebildet werden. Eine solche „Vorstufe" ist z. B. das *Betakarotin*. Vitamin A und Betakarotin haben unterschiedliche Wirkungen. Für Athleten ist in Bezug auf Vitamin A von besonderer Bedeutung, dass es die Immunabwehr stärkt. Betakarotin hingegen sollte jeder Sportler in ausreichender Menge zu sich nehmen, weil es unerwünschte Reaktionen anderer Substanzen, die bei körperlicher Aktivität vermehrt entstehen, verhindert. Es hat damit eine sogenannte *antioxidative Wirkung*. Während Vitamin A ausschließlich in Nahrungsmitteln tierischer Herkunft vorkommt, ist Betakarotin einzig in Nahrungsmitteln pflanzlicher Herkunft enthalten.

Vitamin D

Der Begriff *Vitamin D* steht für mehrere Substanzen, die miteinander verwandt sind. Vitamin D kann im menschlichen Organismus produziert werden, nämlich aus Cholesterin (vgl. Kap. 6). Dies gelingt allerdings nur, wenn genügend UV-Strahlung[4] gegeben ist. Eine ausreichende Versorgung mit Vitamin D ist speziell im Zusammenhang mit dem Knochenstoffwechsel von Bedeutung, da das Vitamin für stabile Knochen sorgt. Dass das Skelett über eine gute Festigkeit verfügt, spielt gerade auch beim Sporttreiben eine große Rolle.

TIPP

Wer sich in den Sommermonaten dreimal pro Woche zwischen fünf und 15 Minuten in der Sonne aufhält, aktiviert die körpereigene Vitamin-D-Produktion. Diese lässt sich nicht steigern, indem man sich intensiver der Sonne aussetzt. Speziell Athleten, die eine Hallensportart betreiben und die sich auch im (Berufs-)Alltag wenig in der freien Natur aufhalten, sollten ihren behandelnden Arzt fragen, inwieweit es sinnvoll ist, Vitamin D in Form eines Präparats zuzuführen. Produziert der Organismus nämlich kein Vitamin D, reicht die Vitamin-D-Aufnahme über die Nahrung i. d. R. nicht aus, um den täglichen Bedarf an diesem Vitamin zu decken. Nach Graf, Gottwald, Köhler, Rost und Schänzer (2012, S. 159) hat ein Sportler, „der sich ausreichend ernährt und sich regelmäßig in der Sonne aufhält (...) keinen Grund, eine Vitamin-D-Substitution durchzuführen".

4 *Ultraviolettstrahlung (= UV-Strahlung) ist Bestandteil der von der Sonne abgegebenen Strahlung.*

Vitamin E

Der Begriff *Vitamin E* steht ebenfalls für mehrere Substanzen, die einander sehr ähnlich sind. Für Sport treibende Menschen ist Vitamin E insbesondere deshalb von Bedeutung, weil es – wie z. B. Betakarotin – eine antioxidative Wirkung hat. Außerdem beeinflusst es den Aufbau von Eiweißstoffen sowie das Immunsystem positiv.

Vitamin K

Vitamin K kann im menschlichen Organismus produziert werden, sodass kleine Reserven zur Verfügung stehen. Es spielt für Athleten vor allem deshalb eine Rolle, weil es die Blutgerinnung fördert und günstige Effekte auf den Knochenstoffwechsel hat.

Tab. 42: Vorkommen der fettlöslichen Vitamine.
Eigene Darstellung

Vitamin-(Vorstufe)	Beispiele für Nahrungsmittel
Vitamin A	Butter, Käse, Eier, Vollmilch
Betakarotin	Aprikosen, Mangos, Möhren, Nektarinen (= gelb-/orangefarbenes Gemüse und Obst), Brokkoli, Kresse, Spinat (= dunkelgrünes Gemüse)
Vitamin D	Fisch, Milch, Öle
Vitamin E	Eier, Gemüse, Getreidekörner, Öle, Weizenkeime
Vitamin K	Blumenkohl, Rosenkohl, Sauerkraut, Spinat

Deckt jemand seinen Bedarf an Vitaminen über einen längeren Zeitraum nicht, sind Mangelerscheinungen die Folge. Diese äußern sich – abhängig vom jeweiligen Vitamin, das in unzureichender Menge vorliegt – sehr unterschiedlich (vgl. Tab. 43). Genauso ist von Vitamin zu Vitamin sehr verschieden, wie häufig Mangelerscheinungen in unserer Gesellschaft vorkommen: Hinsichtlich einiger besteht nahezu keine Gefahr, andere sind diesbezüglich „anfälliger".

Wer sich ausgewogen ernährt, sollte allerdings weder in Bezug auf die fettlöslichen noch hinsichtlich der wasserlöslichen Vitamine unterversorgt sein. Dies gilt auch für Athleten, die – wie erwähnt – einen deutlich höheren Bedarf an Vitaminen haben als sportlich nicht bzw. wenig aktive Personen. Grund dafür ist zum einen, dass Sportler (üblicherweise) mehr essen als körperlich wenig bzw. nicht aktive Menschen und sie allein, bedingt durch die größere Nahrungsmenge, die sie aufnehmen, ihrem Organismus i. d. R. (auch) mehr Vitamine zuführen als Nicht-Sportler. Wer dann noch als Athlet verstärkt darauf achtet, besonders viele Nahrungsmittel auszuwählen, die eine hohe Nährstoffdichte aufweisen, ist gewissermaßen „doppelt" auf der „sicheren Seite", was die ausreichende Zufuhr an Vitaminen anbelangt. Die größte Gefahr, dass eine Unterversorgung auftritt, besteht noch im Zusammenhang mit Vitamin D.

Grundsätzlich können Unterversorgungen an Vitaminen auftreten, wenn

- sich jemand mangelhaft hinsichtlich Quantität (zu wenige Kalorien) ernährt;
- sich jemand mangelhaft hinsichtlich Qualität (Nährstoffdichte der konsumierten Nahrungsmittel zu gering) ernährt;
- jemand die jeweiligen Nahrungsmittel nicht in geeigneter Weise lagert;
- jemand die jeweiligen Nahrungsmittel nicht in geeigneter Weise zubereitet.

Denn auch eine falsche bzw. ungünstige Lagerung und Zubereitung von Nahrungsmitteln kann zu einer verminderten Aufnahme von Vitaminen führen (s. u.).

TIPP

Keinesfalls sollten Vitaminpräparate verwendet werden, ohne dass dies mit dem behandelnden Arzt abgesprochen und von diesem angeraten ist (vgl. Kap. 15).

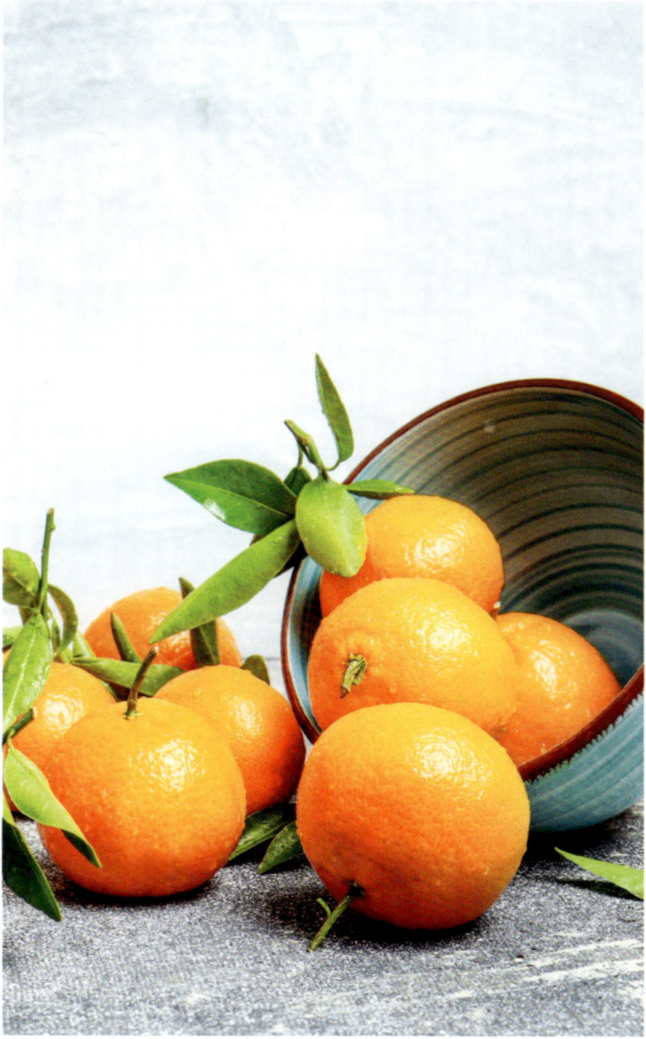

Tab. 43: Charakteristika fettlöslicher Vitamine. Eigene Darstellung

Vitamin	Leistungssteigerung durch erhöhte Gaben	Gefahr der Überdosierung mit negativen Folgen für die Gesundheit
Vitamin A	Nein	Ja
Betakarotin	Nein	Nein
Vitamin D	Nein	Ja
Vitamin E	Nein	Ja
Vitamin K	Nein	Bedingt [5]

Mögliche Symptome im Fall einer Unterversorgung über einen längeren Zeitraum

- Reduziertes Sehvermögen in der Dämmerung
- Trockene Haut
- Trockene Schleimhäute
- Herabgesetzte Immunabwehr
- Herabgesetzter Schutz gegen unerwünschte Stoffe, die im Stoffwechsel anfallen
- Festigkeit der Knochen leidet
- Entwicklung von Atherosklerose
- Herabgesetzter Schutz gegen unerwünschte Stoffe, die im Stoffwechsel anfallen
- Herabgesetzte Immunabwehr
- Störungen der Bildung von körpereigenen Eiweißstoffen
- Entwicklung von Herz-Kreislauf-Erkrankungen
- Störungen bei der Blutgerinnung
- Störungen im Knochenstoffwechsel

5 *Beim gesunden, erwachsenen Menschen besteht keine Gefahr einer Überdosierung, wohl aber bei Neugeborenen.*

WASSERLÖSLICHE VITAMINE

Vitamin C

Vitamin C ist in vielerlei Hinsicht im menschlichen Organismus wirksam. Für Sportler hat das Vitamin insbesondere deshalb eine hohe Bedeutung, weil es das Immunsystem positiv beeinflusst, als Antioxidans fungiert, die Eisenaufnahme fördert und mit dafür sorgt, dass das Bindegewebe elastisch bleibt. Letzteres ist wichtig, damit z. B. keine dauerhaften Verspannungen der Muskulatur oder Schmerzen in Gelenken auftreten.

TIPP

Wer Verbindungen „abfangen" möchte, die im Organismus (u. a.) bei sportlicher Aktivität entstehen, sollte darauf achten, ausreichend mit den Vitaminen A, C und E sowie mit Betakarotin versorgt zu sein. Diesen wird eine sogenannte *antioxidative Wirkung* zugeschrieben, d. h., sie tragen dazu bei, dass diese aggressiven Verbindungen nicht in der Weise „Unheil" im Organismus anrichten, wie sie es „beabsichtigen". Z. B. wird das Risiko, eine Krebserkrankung zu erleiden, erhöht, sofern viele dieser Verbindungen vorliegen.

Vitamin-B-Komplex

Die acht Vitamine, die nachfolgend näher beschrieben werden, gehören dem sogenannten *Vitamin-B-Komplex* an. Die Vitamine B_1, B_2, Niacin & Co. haben u. a. wichtige Aufgaben im Kohlenhydrat-, im Fett- und im Eiweißstoffwechsel sowie in Zusammenhang mit der Blutbildung.

Vitamin B_1

Vitamin B_1 spielt eine zentrale Rolle im Kohlenhydratstoffwechsel (vgl. Graf et al., 2012, S. 160), sodass speziell Athleten auf eine ausreichende Versorgung mit Vitamin B_1 angewiesen sind. Schließlich haben im Energiestoffwechsel des Muskels die Kohlenhydrate eine herausragende Stellung, da unter Belastung die Energiebereitstellung durch Kohlenhydrate über die maximal mögliche Leistung entscheidet (vgl. Kap. 4).

Vitamin B_2

Steht dem Organismus nicht in genügender Menge *Vitamin B_2* zur Verfügung, kann der aerobe Stoffwechsel (vgl. Kap. 4) nicht ablaufen. Insofern sollten Sportler in besonderer Weise auf eine bedarfsgerechte Zufuhr achten. Außerdem ist Vitamin B_2 im Zusammenhang mit dem Eiweißstoffwechsel von Relevanz. Auch dieser wird gerade bei Athleten stark beansprucht (vgl. Kap. 7).

Vitamin B_6

Vitamin B_6 ist sowohl am Kohlenhydrat- und am Fettstoffwechsel als auch am Eiweißstoffwechsel beteiligt. Verschiedene Auf- bzw. Abbauvorgänge könnten ohne das Vorhandensein von Vitamin B_6 nicht optimal ablaufen. So ist Vitamin B_6 z. B. am Aufbau des Proteins Hämoglobin (= roter Blutfarbstoff in den roten Blutkörperchen, der Eisen enthält und gewährleistet, dass Sauerstoff im Organismus transportiert wird) und am Aufbau des Muskelproteins Myoglobin (= Sauerstoffspeicher im Muskel) beteiligt. Entsprechend müssen insbesondere Athleten darauf achten, dass sie ihrem Organismus in ausreichender Menge Vitamin B_6 zuführen.

Vitamin B_{12}

Um *Vitamin B_{12}*-bedarfsdeckend über die Nahrung aufzunehmen, ist eine nicht vegetarische Ernährungsweise von Vorteil. Schließlich enthalten lediglich Nahrungsmittel tierischer Herkunft größere Mengen an Vitamin B_{12}. Für Athleten ist Vitamin B_{12} speziell deshalb bedeutsam, weil es an der Bildung der roten Blutkörperchen sowie am Abbau von Fettsäuren beteiligt ist.

Niacin

Niacin spielt – wie die Vitamine B_1 und B_2 – im Energiestoffwechsel eine wesentliche Rolle.

Folsäure

Folsäure ist – wie Vitamin B_{12} – im Zusammenhang mit der Bildung von roten Blutkörperchen von Bedeutung. Eine reibungslos ablaufende Blutbildung ist gerade auch für Athleten wichtig. Schließlich sorgen die roten Blutkörperchen z. B. für den Sauerstofftransport im Organismus.

Pantothensäure

Pantothensäure hat im menschlichen Organismus vielfältige Funktionen. Im Zusammenhang mit sportlicher Aktivität ist insbesondere von Relevanz, dass dieses Vitamin Bestandteil eines im Energiestoffwechsel bedeutsamen Antioxidans ist, es eine Rolle bei der Muskelkontraktion spielt und für den Aufbau von Glykogen sowie für den Auf- und Abbau von Fettsäuren benötigt wird.

Biotin

Da *Biotin* die Neubildung von Glukose, die Synthese von Fettsäuren, den Abbau von Aminosäuren und die Funktionstüchtigkeit der Muskeln beeinflusst, sollten gerade auch Sportler auf eine regelmäßige und ausreichende Aufnahme von Biotin achten.

Tab. 44: Vorkommen der wasserlöslichen Vitamine. Eigene Darstellung

Vitamin	Beispiele für Nahrungsmittel
Vitamin C	Erdbeeren, Johannisbeeren, Zitrusfrüchte, Paprika
Vitamin B_1	Fleisch, Haferflocken, Hülsenfrüchte, Vollkornprodukte
Vitamin B_2	Eier, Gemüse, Hefe, Milch, Milchprodukte
Vitamin B_6	Eier, Fisch, Fleisch, Vollkornprodukte
Vitamin B_{12}	Eier, Fisch, Fleisch, Käse, Vollmilch
Niacin	Bohnen, Fisch, Fleisch, Vollkornmehl
Folsäure	Blattgemüse, Hülsenfrüchte, Obst, Vollkornprodukte
Pantothensäure	Eier, Gemüse, Vollkornprodukte
Biotin	Eier, Gemüse, Hülsenfrüchte

Tab. 45: Charakteristika wasserlöslicher Vitamine. Eigene Darstellung

Vitamin	Leistungssteigerung durch erhöhte Gaben	Gefahr der Überdosierung mit negativen Folgen für die Gesundheit
Vitamin C	Nein	Bedingt [6]
Vitamin B_1	Nein	Nein

6 *Werden über einen langen Zeitraum deutlich zu hohe Dosen an Vitamin C aufgenommen, sind Magen-Darm-Beschwerden und Störungen im Zusammenhang mit der Aufnahme anderer Vitamine mögliche Folgen.*

Mögliche Symptome im Fall einer Unterversorgung über einen längeren Zeitraum
• Alterungsprozess setzt früher ein • Appetitlosigkeit • Entwicklung einer entzündlichen Gelenkerkrankung (= Arthritis) • Leistungsabfall • Müdigkeit • Schwächung des Immunsystems • Verschlechterte Wundheilung • Verschlechterte Aufnahme von Eisen
• Appetitmangel • Atemnot • Depressive Verstimmungen • Erhöhter Puls • Müdigkeit • Störungen im Magen-Darm-Trakt • Wasseransammlungen • Verminderte Leistung des Gedächtnisses

Vitamin B_2	Nein	Nein[7]
Vitamin B_6	Nein	Bedingt[8]
Vitamin B_{12}	Nein	Nein
Niacin	Nein	Nein
Folsäure	Nein	Nein
Pantothen-säure	Nein	Nein
Biotin	Nein	Nein

7 *I. d. R. besteht im Zusammenhang mit wasserlöslichen Vitaminen keine Gefahr einer Überdosierung, da sie – anders als die fettlöslichen Vitamine – einfach mit dem Harn ausgeschieden werden, sollte die vorhandene Menge den Bedarf deutlich übersteigen (s. o.). Vitamin C stellt dabei einen Sonderfall dar (s. o.).*

- Entzündliche Hautveränderungen
- Entzündungen der Mundschleimhaut
- Entzündungen an den Mundwinkeln
- Allgemeine Schwäche
- Blutarmut
- Trockene Haut
- Reduzierte Anzahl an roten Blutkörperchen
- Störungen beim Abbau von Fettsäuren. Verminderte Leistung
- Störungen im Energiestoffwechsel
- Veränderungen der Haut
- Störungen bei der Blutbildung
- Herabgesetzter Schutz gegen unerwünschte Stoffe, die im Stoffwechsel anfallen
- Störungen beim Auf- bzw. Abbau von Fettsäuren
- Störungen beim Abbau von Glykogen
- Störungen im Zusammenhang mit der Muskelkontraktion
- Appetitmangel
- Depressionen
- Entzündliche Hautveränderungen
- Schmerzen in der Muskulatur

---

8 *Wer sich „normal" ernährt, läuft keine Gefahr, zu viel Vitamin B_6 zu sich zu nehmen. Überdosierungen können höchstens entstehen, wenn jemand über einen längeren Zeitraum Nahrungsergänzungsmittel verwendet, die hohe Mengen an Vitamin B_6 enthalten. In dem Fall sind z. B. Nervenstörungen, Taubheitsgefühle in den Gliedmaßen oder Störungen in der Funktionstüchtigkeit des Gedächtnisses möglich.*

Um all die Vitamine, die man benötigt, in ausreichender Menge aufzunehmen, müssen zum einen entsprechende Nahrungsmittel ausgewählt und bezogen (eingekauft, geerntet etc.) werden. Darüber hinaus ist es wichtig, auch bei der Lagerung der Nahrungsmittel, bei deren Zubereitung und bei ihrem Verzehr einige Aspekte zu berücksichtigen (vgl. Tab. 46). Nur dann ist gewährleistet, dass alle – oder zumindest möglichst viele – der in den ausgewählten Nahrungsmitteln enthaltenen Vitamine auch „im Organismus ankommen".

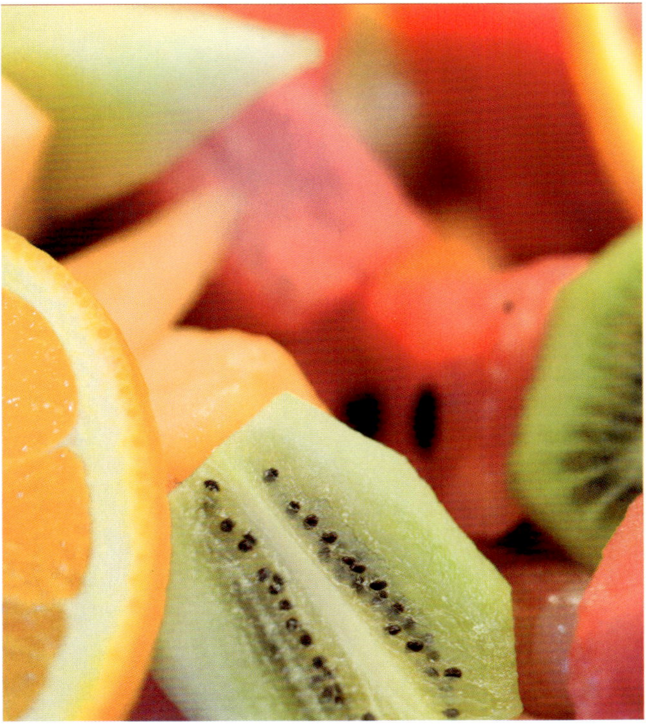

Tab. 46: Gewährleistung einer hohen Vitaminzufuhr. Eigene Darstellung

Eine hohe Vitaminzufuhr ist garantiert, wenn Sie ...
• ... Nahrungsmittel mit hoher Nährstoffdichte auswählen;
• ... die entsprechenden Nahrungsmittel nicht zu lange lagern;
• ... die entsprechenden Nahrungsmittel möglichst kurze Zeit, nachdem Sie sie ausgewählt haben, zubereiten;
• ... die entsprechenden Nahrungsmittel möglichst kurze Zeit, nachdem Sie sie zubereitet haben, verzehren;
• ... die entsprechenden Nahrungsmittel nicht länger, als es erforderlich ist, warm halten;
• ... die entsprechenden Nahrungsmittel unmittelbar, nachdem Sie sie zubereitet haben, einfrieren und dadurch ggf. ein längeres „Herumstehen" der Mahlzeit vermeiden;
• ... die entsprechenden Nahrungsmittel während des Lagerns nicht zu stark dem Sonnenlicht aussetzen;
• ... die entsprechenden Nahrungsmittel erst nach dem Waschen zerkleinern;
• ... die entsprechenden Nahrungsmittel möglichst roh zu sich nehmen;
• ... Nahrungsmittel, die gekocht werden müssen, mit vergleichsweise wenig Wasser kochen;
• ... die entsprechenden Nahrungsmittel möglichst dämpfen, dünsten oder garen, anstatt sie zu kochen;
• ... die entsprechenden Nahrungsmittel nur so lange, wie es erforderlich ist, zu kochen.

Vielfach ist Tiefkühlgemüse in Bezug auf den Vitamingehalt eine „gute Wahl": Denn Gemüse, das im Gefrierschrank lagert, enthält mehr Vitamine als Gemüse, das man frisch gekauft und dann über einen vergleichsweise langen Zeitraum im Kühlschrank oder „frei stehend" in der Küche aufbewahrt hat. Darüber hinaus ist Tiefkühlgemüse i. d. R. schnell zubereitet, man kann üblicherweise das ganze Jahr überall jene Sorten beziehen, die man gerne isst, die man gut verträgt und mit denen man seinen Bedarf an Vitaminen decken kann. Je nachdem, welches Gemüse man zu welcher Jahreszeit kaufen würde, ist Tiefkühlgemüse sogar preiswerter als frisches Gemüse.

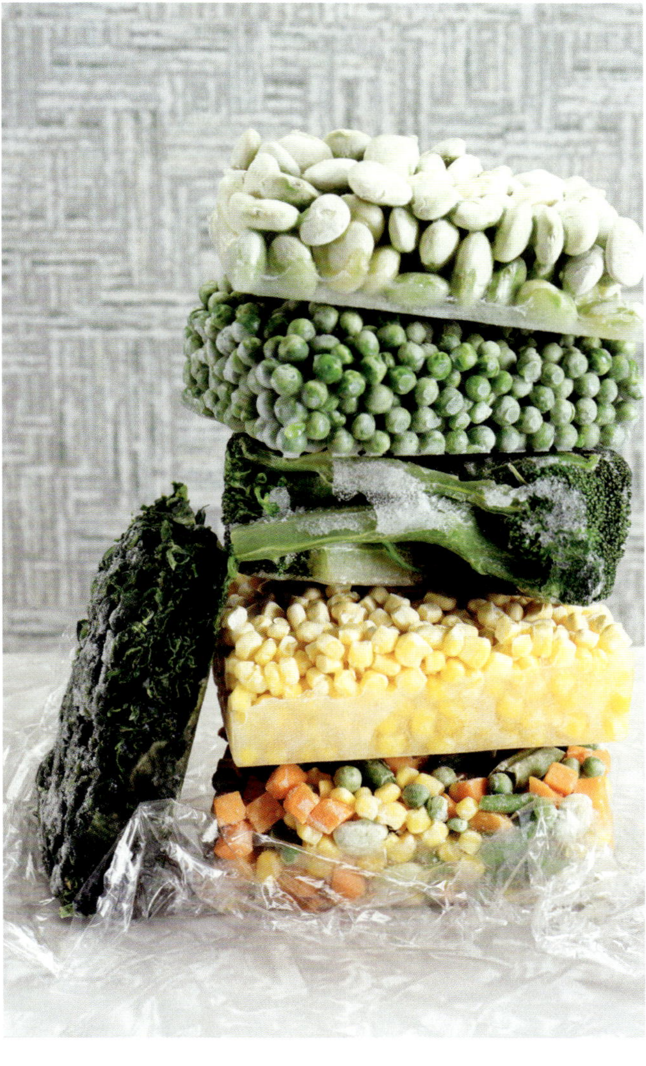

KAPITEL 9

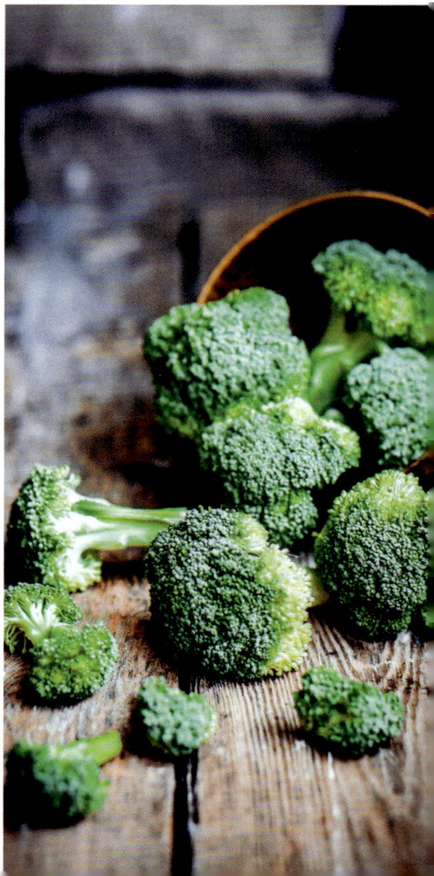

9 WELCHE BEDEUTUNG HABEN MINERALSTOFFE IM ORGANISMUS UND SPEZIELL FÜR DEN ATHLETEN?

Mineralstoffe müssen dem Organismus stetig über die Nahrung zugeführt werden. Schließlich kann er sie nicht selbst herstellen und über den Schweiß, den Harn und den Stuhl werden sie regelmäßig ausgeschieden (vgl. Tab. 47). Dabei ist die Menge, die verloren geht, von der jeweiligen Situation abhängig.

Tab. 47: Abgabe und Aufnahme von Mineralstoffen. Eigene Darstellung

Verlust von Mineralstoffen	Zufuhr von Mineralstoffen
Über den Schweiß	Über die Nahrung
Über den Harn	Über Getränke
Über den Stuhl	(Über Mineralstoffpräparate)

Mineralstoffe haben im menschlichen Organismus vielfältige Funktionen (vgl. Tab. 48). Fehlen (bestimmte) Mineralstoffe, kommt es entsprechend zu Störungen in Bezug auf die Prozesse, an denen diese Substanzen beteiligt sind. Man unterscheidet prinzipiell zwischen Mineralstoffen, die als *Baustoffe* benötigt werden, und jenen, die als *Funktionsstoffe* fungieren (vgl. ebd.).

Tab. 48: Beispiele für Funktionen von Mineralstoffen. Eigene Darstellung

Baustoffe	• Aufbau des Knochenskeletts
Funktionsstoffe	• Bestandteil von Enzymen • Beeinflussen die Aktivität von Hormonen • Beeinflussen die Muskelkontraktion • Beeinflussen die Übertragung von Nervenimpulsen • Beeinflussen den Flüssigkeitshaushalt • Beeinflussen den Sauerstofftransport • Beeinflussen die Aktivität des Herzens

Darüber hinaus wird anhand der Höhe des täglichen Bedarfs der verschiedenen Mineralstoffe eine Differenzierung vorgenommen: Während die sogenannten *Mengenelemente* in vergleichsweise großer Menge zugeführt werden sollten, benötigt der Organismus von den sogenannten *Spurenelementen* – wie der Name suggeriert – vergleichsweise geringe Mengen. Wie Vitamine liefern Mineralstoffe keine Energie.

Tab. 49: Einteilung von Mineralstoffen. Eigene Darstellung

Mengenelemente	Spurenelemente
Chlor	Chrom
Kalium	Eisen
Kalzium	Fluor
Magnesium	Jod
Natrium	Kupfer
Phosphor	Mangan
	Molybdän
	Selen
	Zink

Ebenso, wie Sportler im Vergleich zu nicht bzw. wenig körperlich aktiven Menschen einen erhöhten Bedarf an Vitaminen haben, benötigen sie grundsätzlich mehr Mineralstoffe als Gleichaltrige, die keinen bzw. wenig(er) Sport treiben. Hauptgrund ist die vermehrte Schweißproduktion bei sportlicher Betätigung, die der Organismus „einrichtet", um sich vor Überhitzung zu schützen: Der abgegebene Schweiß verdunstet auf der (erwärmten) Haut, wodurch sogenannte *Verdunstungskälte* entsteht. Diese wiederum bringt es mit sich, dass dem Organismus Wärme entzogen wird. Der Schweiß enthält nicht nur Wasser, sondern auch Mineralstoffe. Folglich führt Schwitzen stets dazu, dass auch Mineralstoffe ausgeschieden werden. Dabei sind in Bezug auf die abgegebene Schweißmenge und die Zusammensetzung des Schweißes – u. a. im Hinblick auf die darin enthaltenen Mineralstoffe – verschiedene Aspekte von Bedeutung (s. u.). Nach starker körperlicher Betätigung erfolgt in Bezug auf manche Mineralstoffe zudem eine vermehrte Ausscheidung über den Urin.

Der jeweils individuelle Bedarf an Mineralstoffen ist – wie so vieles im Zusammenhang mit Ernährung – von zahlreichen Faktoren abhängig (vgl. Tab. 50). Interessanterweise nimmt auch die Ernährung als solche Einfluss darauf: Wer viele säurebildende Nahrungsmittel zu sich nimmt, benötigt mehr Mineralstoffe als jemand, dessen Speiseplan überwiegend basenspendende Nahrungsmittel aufweist. Schließlich neutralisieren Mineralstoffe Säuren und tragen somit mit dazu bei, dass der Säure-Basen-Haushalt des Organismus ausgeglichen werden kann (vgl. Kap. 1). Damit der Organismus dabei nicht auf gespeicherte Mineralstoffe zurückgreifen muss und in der Folge die Gesundheit leidet, ist es erforderlich, regelmäßig für ausreichend „Nachschub" an Mineralstoffen zu sorgen.

Tab. 50: Beispiele für Einflussfaktoren auf den Mineralstoffbedarf. Eigene Darstellung

Ernährung
Intensität der Sportausübung
Körperliche Konstitution
Luftfeuchtigkeit bei der Sportausübung
Trainingszustand
Umgebungstemperatur bei der Sportausübung

Während aufseiten der Mengenelemente Chlor, Kalium, Kalzium, Magnesium, Natrium und Phosphor als jene Mineralstoffe gelten, die speziell Sportler unbedingt ihrem Bedarf entsprechend aufnehmen sollten, sind aufseiten der Spurenelemente Eisen, Jod, Selen und Zink für Athleten besonders wichtig. Zu bedenken gilt es in diesem Zusammenhang, dass Spurenelemente in pflanzlichen Nahrungsmitteln grundsätzlich in geringerer Menge enthalten sind als in tierischen Nahrungsmitteln. Sofern sich jemand ausgewogen (vielfältige Ernährung, Nahrungsmittel mit hoher Nährstoffdichte) und ausreichend (keine Mangelernährung) ernährt, kommen Defizite in Bezug auf die Mengenelemente nicht vor bzw. sind Defizite vergleichsweise selten. Chlor und Natrium werden oftmals sogar über den Bedarf hinaus über die normale Ernährung aufgenommen. Anders gestaltet sich die Situation bei den Spurenelementen: Diesbezüglich ergibt sich weitaus häufiger ein Mangel.

MENGENELEMENTE[9]

Chlor und Natrium

Chlor wird üblicherweise zusammen mit *Natrium* erwähnt, da diese beiden Mineralstoffe *Natriumchlorid* bilden. Diese Substanz ist auch bekannt als *Kochsalz*. Chlor und Natrium sind im Zusammenhang mit der Erregungsbildung der Muskel- und Nervenfasern von Bedeutung und beeinflussen den Wasser-Salz-Haushalt des Organismus. Chlor wird zudem im Rahmen der Verdauung benötigt. In Industrienationen nehmen die Menschen üblicherweise viel mehr Chlor und Natrium zu sich, als es ihrem Bedarf entspricht. Schließlich wird vielen Nahrungsmitteln bei deren Herstellung Kochsalz zugesetzt, um sie länger haltbar zu machen. Außerdem ist die Ernährung derjenigen Menschen, die

9 *Ausführlich erläutert werden nachfolgend jene Mengenelemente, die als besonders wichtig für Sportler gelten.*

in Ländern wie Deutschland leben, durch einen vergleichsweise hohen Anteil an tierischen Nahrungsmitteln gekennzeichnet. Eine solche Ernährung enthält aber deutlich mehr Natrium als eine pflanzliche. Wer dauernd zu viel Kochsalz aufnimmt und zudem entsprechende genetische Veranlagungen hat, läuft Gefahr, Bluthochdruck zu entwickeln. Dies wiederum kann die Entstehung anderer Erkrankungen (z. B. Herzinfarkt, Schlaganfall) begünstigen.

Kalium

Kalium hat im menschlichen Organismus vielfältige Funktionen. So spielt es u. a. im Zusammenhang mit der Nervenimpulsübertragung, der Muskelkontraktion, der aeroben Energiegewinnung sowie mit dem Kohlenhydrat-, dem Fett- und dem Eiweißstoffwechsel eine Rolle. Da Kalium zusammen mit Glykogen in die Muskelzelle eingelagert wird, wenn die Kohlenhydratspeicher aufgefüllt werden, und an das Blut abgegeben wird, sobald unter Belastung der Abbau von Glykogen erfolgt, ist es im Hinblick auf körperliche Aktivitäten von besonderer Bedeutung, sich ausreichend mit Kalium zu versorgen. Fehl- bzw. Mangelernährung, Durchfallerkrankungen oder Erbrechen können das Auftreten von Defiziten in Bezug auf die Versorgung mit Kalium verstärken. Ist ein Mangelzustand gegeben, sind u. a. Muskelschwäche und ganz allgemein ein Absinken der Leistung die Folge.

Kalzium

Kalzium wird vom Organismus benötigt, um die Knochenstruktur aufzubauen bzw. zu festigen. Ist der Kalziumspiegel im Blut zu niedrig – weil eben der Verbrauch des Mineralstoffs und seine Zufuhr nicht ausgewogen sind –, entzieht der Organismus den Knochen Kalzium. Geschieht dies über einen längeren Zeitraum, leidet die Festigkeit der Knochen: Es können Ermüdungsbrüche auftreten und in schweren Fällen entwickelt sich Osteoporose[10]. Kalzium hat außerdem im Zusammenhang mit der Reizübertragung im Nervensystem und im Muskelsystem, der Tätigkeit des Herzens und der Blutgerinnung große Bedeutung. Kalzium kann vom Organismus umso besser aufgenommen werden, wenn das entsprechende Nahrungsmittel z. B. auch Laktose oder Vitamin D enthält. Auch eine vergleichsweise hohe Zufuhr an Phosphat kann sich günstig auf den Kalziumhaushalt auswirken. Diesbezüglich muss allerdings bedacht werden, dass Speisen und Getränke, die reich an Phosphat sind, häufig z. B. einen hohen Gehalt an Zucker aufweisen, dafür aber wenige Mineralstoffe enthalten. Sie sollten daher grundsätzlich nur in vergleichsweise geringer Menge konsumiert werden. Umgekehrt ist der Verlust an Kalzium groß, wenn man viel Kaffee und/oder Alkohol konsumiert.

10 Umgangssprachlich wird diese Erkrankung als ***Knochenschwund*** *bezeichnet. Sie geht mit einer verminderten Knochendichte einher, die z. B. zu Knochenbrüchen und Rückenschmerzen führen kann.*

TIPP

Laktose ist in jedem Milchprodukt enthalten. Wer seine Kalziumaufnahme verbessern möchte, sollte ein Nahrungsmittel, das Kalzium enthält, z. B. mit Milch, Kefir, Butter oder Erzeugnissen aus Molke kombinieren – selbstverständlich nur dann, wenn Laktose gut vertragen wird.

Magnesium

Magnesium wird vom Organismus u. a. im Zusammenhang mit der Muskelkontraktion und der aeroben Energiebereitstellung benötigt. Steht dem Organismus zu wenig Magnesium zur Verfügung, sind Muskelzuckungen bzw. -krämpfe und insgesamt ein Absinken der Leistung die Folge. Ursachen für Defizite in Bezug auf Magnesium können eine Fehl- bzw. Mangelernährung sein oder starker Durchfall. Ist man von Letzterem betroffen, werden automatisch weitaus mehr Mineralstoffe ausgeschieden als im „Normalzustand". Magnesiumreiche Nahrungsmittel gelten gerade auch in stressigen Situationen (z. B. Wettkampf) als „wohltuend": Sie tragen dazu bei, dass man sich etwas entspannt – ohne dabei die „gesunde Anspannung", die i. d. R. vonnöten ist, um gute Leistungen zu erbringen, zu verlieren.

Phosphor

Phosphor ist nicht allein Bestandteil der energiereichen Phosphate, die im Zusammenhang mit der Energiegewinnung in der Muskulatur von wesentlicher Bedeutung sind (vgl. Kap. 4), sondern es spielt – wie Kalzium – zudem eine wichtige Rolle im Zusammenhang mit dem Aufbau und der Festigung der Knochenstruktur. Darüber hinaus ist Phosphor in Bezug auf den Säure-Basen-Haushalt sowie auf die Abgabe von Sauerstoff an das Muskelgewebe von Bedeutung. Liegt ein Mangel an Phosphor vor, äußert sich dieser z. B. im Absinken der Leistung und im Abbau der Knochenmasse.

Tab. 51: Vorkommen der Mengenelemente.
Eigene Darstellung

Mineralstoff	Beispiele für Nahrungsmittel
Chlor und Natrium	Kochsalz, gesalzene Nahrungsmittel, geräucherte Nahrungsmittel
Kalium	Fisch, Fleisch, Gemüse, Obst, Trockenobst
Kalzium	Brokkoli, Grünkohl, Hartkäsesorten, Milch, weitere Milchprodukte
Magnesium	Gemüse, Hülsenfrüchte, Obst, Weizenkeime
Phosphor	Eier, Fisch, Fleisch, Getreideprodukte, Milchprodukte

SPURENELEMENTE[11]

Eisen

Eisen ist Bestandteil von Hämoglobin, dem roten Blutfarbstoff, der Sauerstoff bindet und diesen innerhalb des Organismus transportiert, sowie von Myoglobin, dem Sauerstoffspeicher im Muskel, und spielt im Zusammenhang mit dem aeroben Energiestoffwechsel eine wesentliche Rolle. In Bezug auf die Zufuhr von Eisen über die Ernährung gilt es zu bedenken, dass Eisen, das in pflanzlichen Nahrungsmitteln enthalten ist, grundsätzlich schlechter vom Organismus aufgenommen und verwertet werden kann als Eisen, das in tierischen Nahrungsmitteln vorkommt. Defizite in Bezug auf die Versorgung mit Eisen treten durchaus häufig auf.

Gefährdet, einen Eisenmangel zu entwickeln, sind insbesondere Personen, die

- insgesamt vergleichsweise wenig essen,
- kein bzw. wenig Fleisch essen,
- weiblichen Geschlechts sind und noch Nachwuchs bekommen könnten (Blut- und damit Eisenverluste aufgrund der Regelblutung),
- Athleten.

11 *Ausführlich erläutert werden nachfolgend jene Spurenelemente, die als besonders wichtig für Sportler gelten.*

Wer Sport treibt, hat aus vielfältigen Gründen einen vergleichsweise hohen Bedarf an Eisen (vgl. Tab. 52). Liegt ein Defizit in Bezug auf die Versorgung mit diesem Spurenelement vor, sind u. a. Müdigkeit und Schwindel mögliche Folgen. Ist eine Blutarmut entstanden, weil der Organismus zu wenig Eisen zur Verfügung hatte, um rote Blutkörperchen zu bilden, macht sich diese in blasser Haut und blassen Schleimhäuten bemerkbar.

Tab. 52: Beispiele für Gründe für den erhöhten Bedarf an Eisen bei Sportlern. Eigene Darstellung

Ihr Blut weist einen höheren Gehalt an Hämoglobin auf als das von Nicht-Sportlern.
Ihr Blut weist einen höheren Gehalt an Myoglobin auf als das von Nicht-Sportlern.
Bei ihnen werden in stärkerem Maß als bei Nicht-Sportlern veraltete rote Blutkörperchen abgebaut und neue rote Blutkörperchen aufgebaut.
Sie schwitzen mehr als Nicht-Sportler und verlieren damit auch mehr Eisen.
Bei ihnen werden rote Blutkörperchen in besonderer Weise (mechanisch) geschädigt bzw. zerstört.
Bei ihnen sind Eisenverluste im Zusammenhang mit dem Stuhlgang möglich: a) als Folge von Blutungen der Darmschleimhaut aufgrund von z. B. mechanischer Belastung; b) aufgrund verstärkter Bewegungen des Darms im Vergleich zu Nicht-Sportlern.
Bei ihnen sind Eisenverluste über den Urin möglich (z. B. als Folge von Prellungen).

TIPP

Wer Laufen als Sportart betreibt bzw. anderweitig auf hartem Untergrund körperlich aktiv ist, sollte daran denken, dass bei ihm in besonderer Weise rote Blutkörperchen geschädigt bzw. zerstört werden: Durch die Stöße, die während der Sportausübung z. B. auf Ferse und Fußsohle einwirken, werden dort gelegene Gefäße in Mitleidenschaft gezogen. Dies hat auch Auswirkungen auf die darin befindlichen roten Blutkörperchen.

Jod

Der Organismus benötigt *Jod*, um die Funktionstüchtigkeit der Schilddrüse zu gewährleisten. Diese bildet verschiedene Hormone, die u. a. auf das Herz, auf den Kreislauf und auf den Kohlenhydrat- bzw. auf den Fettstoffwechsel wirken. Ein Mangel an Jod macht sich in einem Absinken der Leistung, in Müdigkeit und in verstärktem Frieren bemerkbar. Defizite in Bezug auf die Versorgung mit Jod sind nicht selten – selbst dann nicht, wenn sich jemand vergleichsweise normal ernährt. Denn: Die Böden in Deutschland enthalten kein bzw. insgesamt zu wenig Jod, sodass dieser Mineralstoff auf diesem Wege nicht in tierische oder pflanzliche Nahrungsmittel gelangen kann. Außerdem essen die meisten Menschen zu selten Seefisch und andere Meerestiere, die in hervorragender Weise Jod liefern. Viel Jod kommt z. B. in Schellfisch, Seelachs, Kabeljau und Garnelen vor. Bei der Zusammenstellung des Speiseplans sollte daher darauf geachtet werden, dass dieser regelmäßig (1-2 x pro Woche) Seefisch aufweist. Sinnvoll ist zudem die Verwendung von jodiertem Speisesalz.

Selen

Da *Selen* antioxidativ wirkt, scheint eine gute Versorgung mit Selen der Entwicklung von Herz-Kreislauf-Erkrankungen und Krebserkrankungen vorzubeugen. Auch das Immunsystem wird positiv beeinflusst, wenn der Organismus über ausreichend Selen verfügt.

Zink

Der Organismus benötigt *Zink* u. a., um eine gute Immunabwehr und Wachstumsprozesse zu gewährleisten. Außerdem ist Zink Bestandteil von Enzymen, es aktiviert Enzyme, wirkt entzündungshemmend und fördert die Heilung von Wunden.

Tab. 53: Vorkommen der Spurenelemente.
Eigene Darstellung

Mineralstoff	Beispiele für Nahrungsmittel
Eisen	Fleisch, Gemüse, Hülsenfrüchte, Kerne, Kräuter, Vollkornprodukte, Weizenkeime
Jod	Meerestiere, Speisesalz
Selen	Meeresfrüchte, Vollkornprodukte, Weizenkeime
Zink	Fleisch, Haferflocken, Meeresfrüchte, Milchprodukte

TIPP

Um zu vermeiden, dass bei Ihnen Defizite in Bezug auf die Versorgung mit einem Mineralstoff oder gar mit mehreren Mineralstoffen eintreten, sollten Sie darauf achten, ausreichend Nahrung aufzunehmen (bedarfsdeckende Menge), möglichst viele verschiedene Nahrungsmittel zu sich zu nehmen und überwiegend vollwertige Nahrungsmittel (Nahrungsmittel von hoher Qualität) auszuwählen.

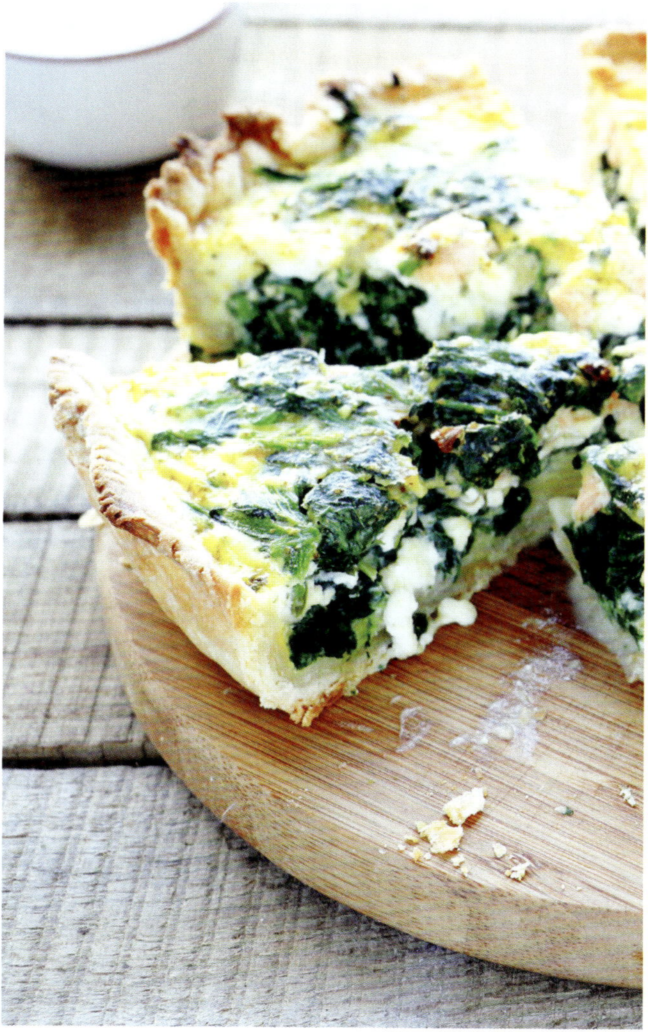

KAPITEL 10

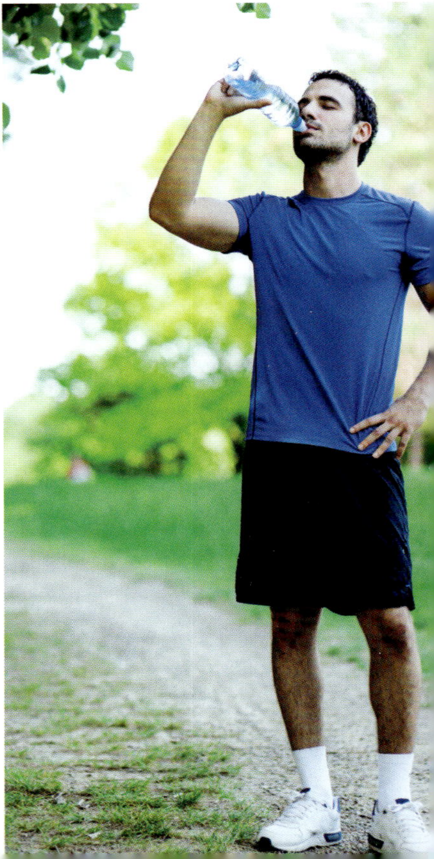

10 WIE SOLLTE DIE TÄGLICHE FLÜSSIGKEITSZUFUHR GESTALTET WERDEN?

Die Leistungsfähigkeit hängt nicht allein von einer bedarfsgerechten Zufuhr an energieliefernden Nährstoffen, Vitaminen und Mineralstoffen ab. Zudem ist entscheidend, wie gut der Organismus mit Flüssigkeit versorgt wird. Da er – über den Harn, den Stuhl, die Haut und die Lunge – permanent Flüssigkeit abgibt, muss regelmäßig ein Verlust ausgeglichen werden. Dies gelingt primär über Getränke, aber auch feste Nahrung trägt dazu bei, dem Organismus Flüssigkeit „zurückzugeben". Dabei fällt der Wasseranteil, den die verschiedenen Nahrungsmittel aufweisen, teilweise extrem unterschiedlich aus (vgl. Tab. 54). Einen kleinen Teil an Flüssigkeit erhält der Organismus außerdem sozusagen aus „interner Quelle": Bei der Verbrennung der energieliefernden Nährstoffe fällt Wasser an.

Tab. 54: Beispiele für Nahrungsmittel mit einem hohen Wassergehalt. Eigene Darstellung

90 % und mehr Wasser pro 100 g	Gurke, Tomate, Wassermelone, Erdbeere
89-80 % Wasser pro 100 g	Brokkoli, Apfel
79-70 % Wasser pro 100 g	Hühnerei, Banane, Rinderfilet

TIPP

Um dafür zu sorgen, dass der Flüssigkeitshaushalt des Organismus ausgeglichen ist, empfiehlt sich eine tägliche Flüssigkeitszufuhr über Getränke in Höhe von 2 l. Dabei sollten in erster Linie Wasser und ungesüßte Getränke konsumiert werden. Wird Sport getrieben, ist die Umgebungstemperatur besonders hoch etc., liegt der Bedarf höher (s. u.).

Der Wasseranteil des Körpers ist beträchtlich: Der Körper einer Frau besteht im Durchschnitt zu 50 % aus Wasser und der eines Mannes zu 60 %. Grund für die unterschiedlichen Anteile bei Frauen und bei Männern ist die unterschiedliche Zusammensetzung des Körpers: Der weibliche Körper verfügt – im Durchschnitt[12] – über einen höheren Fettanteil als der männliche. Dieser besteht dafür zu einem größeren Teil aus Muskelmasse. Da Muskelmasse wasserreich und Fettgewebe wasserarm ist, gilt das Prinzip: Je mehr Muskelmasse prozentual vorhanden ist, umso mehr Wasser enthält der Körper. Ganz allgemein sinkt der Wasseranteil des Körpers mit zunehmendem Alter.

Eine (deutlich) über dem Bedarf liegende Aufnahme von Flüssigkeit hat keine negativen gesundheitlichen Folgen: Der Organismus scheidet in dem Fall verstärkt Urin aus. Eine Unterversorgung hingegen geht stets mit negativen Konsequenzen einher: Das Blut fließt schlechter, sodass die Versorgung der verschiedenen Gewebe z. B.

12 Selbstverständlich gilt dies nicht für alle Frauen. Viele haben einen wesentlich geringeren Fettanteil als etliche Männer.

mit Sauerstoff leidet. Generell gilt: Je größer das Flüssigkeitsdefizit ist (vgl. Tab. 55), je schneller das Flüssigkeitsdefizit eintritt und/oder je schlechter der Betreffende gesundheitlich gestellt ist, umso gravierender sind die Auswirkungen auf die Gesundheit.

Tab. 55: Flüssigkeitsverlust und entsprechende Konsequenzen in Anlehnung an Konopka (2012, S. 101). Eigene Darstellung

Höhe des Flüssigkeitsverlusts	Typische Reaktionen des Organismus
Bis zu 2 % des Körpergewichts	• Ausdauerleistungsfähigkeit sinkt • Leichtes Durstgefühl
Bis zu 4 % des Körpergewichts	• Ausdauerleistungsfähigkeit sinkt • Kraft sinkt
Bis zu 6 % des Körpergewichts	• Erschöpfung • Reizbarkeit • Schwächegefühl • Starkes Durstgefühl
Mehr als 6 % des Körpergewichts	• Sehr starkes Durstgefühl • Starke Erschöpfung • Starke Reizbarkeit • Starkes Schwächegefühl • Übelkeit • Motorische Koordination sinkt
Mehr als 10 % des Körpergewichts	• Lebensgefahr!

TIPP

Führen Sie dem Organismus regelmäßig Flüssigkeit zu, d. h., trinken Sie, selbst wenn Sie noch keinen Durst haben. Wenn nämlich ein Durstgefühl auftritt, fehlt dem Organismus bereits Flüssigkeit und entsprechend ist auch die Leistungsfähigkeit schon beeinträchtigt.

Sind die Umgebungstemperaturen hoch, schwitzt man automatisch mehr. Entsprechend geht mehr Flüssigkeit verloren als bei gemäßigten Temperaturen. Der Flüssigkeitsverlust tritt bei Hitze zudem i. d. R. schnell ein. Auch Sporttreiben führt üblicherweise zu einer erhöhten Schweißproduktion. Besonders gefordert ist der Organismus, wenn beides zusammenkommt: Wenn es warm ist und man sich körperlich betätigt. Dann ist eine entsprechende Zufuhr von Flüssigkeit von besonderer Bedeutung. Auch z. B. das Geschlecht und der Trainingszustand beeinflussen, wann jemand seinem Organismus Flüssigkeit zuführen sollte (s. u.).

Das Schwitzen dient dem Organismus, wie erwähnt, als Schutz vor Überhitzung, er wird sozusagen Wärme „los". Allerdings ist der Organismus nur so lange dazu in der Lage, zu schwitzen, wie ihm ausreichend Flüssigkeit zur Verfügung steht. Ist hingegen nicht genug Flüssigkeit vorhanden, kann der Organismus sein Kühlsystem nicht optimal nutzen. Die Folge: Die Leistungsfähigkeit sinkt.

Wie stark jemand schwitzt und wie frühzeitig derjenige entsprechend seinem Organismus Flüssigkeit zuführen muss, damit dieser leistungsfähig bleibt, hängt von verschiedenen Faktoren ab. I. d. R. gilt:

- Frauen schwitzen bei gleicher Belastung weniger als Männer.
- Je intensiver der Sport ausgeübt wird, umso mehr schwitzt man (vgl. Abb. 8).
- Je besser man (ausdauer-)trainiert ist, umso effektiver schwitzt man.
- Je höher die Umgebungstemperatur ist, umso stärker schwitzt man.
- Je höher die Luftfeuchtigkeit ist, umso schlechter funktioniert die Schweißbildung, d. h., umso weniger Wärme kann durch Verdunstung abgegeben werden.

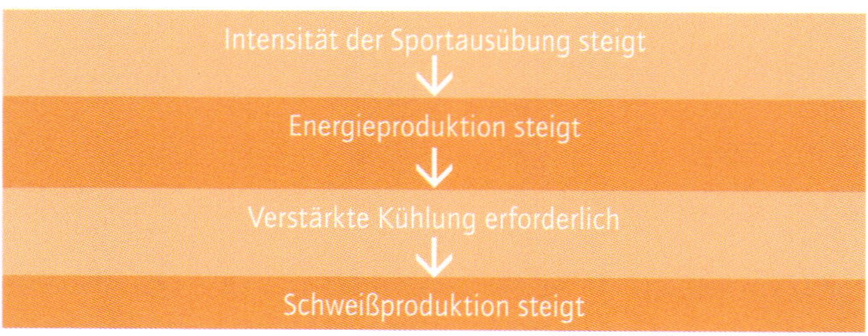
Intensität der Sportausübung steigt
Energieproduktion steigt
Verstärkte Kühlung erforderlich
Schweißproduktion steigt

Abb. 8: Schweißproduktion in Abhängigkeit von der Intensität der Sportausübung. Eigene Darstellung

Entsprechend ist es bei hohen Umgebungstemperaturen bzw. während der Sportausübung umso wichtiger, regelmäßig zu trinken, ausreichend zu trinken bzw. wasserreiche Nahrungsmittel zu sich zu nehmen.

Dabei gilt es zu bedenken, dass mit dem Schweiß nicht allein Wasser ausgeschieden wird, sondern zudem weitere Substanzen verloren gehen, die der Organismus benötigt, um alle Stoffwechselprozesse bestmöglich ablaufen zu lassen – z. B. Mineralstoffe. Natrium, Magnesium & Co. haben im Organismus u. a. die Aufgabe, die Verteilung der Flüssigkeiten zu steuern (vgl. Kap. 9). Diese befinden sich z. T. außerhalb und z. T. innerhalb der Zellen. Folglich muss neben dem Flüssigkeitsverlust auch der Verlust an Mineralstoffen ausgeglichen werden. Je nach Dauer der sportlichen Betätigung ist ein Ersatz schon während der Belastung erforderlich oder aber es genügt, nach Beendigung des Trainings bzw. des Wettkampfs dafür zu sorgen (vgl. Tab. 56 und Kap. 13).

Tab. 56: Beispiele für Funktionen von Getränken während des Sporttreibens. Eigene Darstellung

Ersatz von Flüssigkeit
Ersatz von Mineralstoffen (sofern die Belastung 1 h übersteigt)
Nachschub an Energie (sofern die Belastung 2 h übersteigt)

Die Zusammensetzung des Schweißes gestaltet sich interessanterweise nicht immer gleich. So werden z. B. einige Mineralstoffe bei starkem Schwitzen in größeren Mengen über den Schweiß ausgeschieden als bei relativ schwachem Schwitzen. Dazu zählt das Mengenelement Natrium (vgl. Kap. 9). Grundsätzlich ist ein gut trainierter Organismus dazu in der Lage, die Menge der mit dem Schweiß ausgeschiedenen Mineralstoffe zu reduzieren (vgl. Wagner et al., 2011, S. 63). Folglich weisen gut Trainierte in ihrem Schweiß beispielsweise eine niedrigere Konzentration an Natrium auf als schlecht Trainierte. Zwar sinkt die Gesamtkonzentration der im Schweiß befindlichen Mineralstoffe, je mehr Schweiß produziert wird und je länger die Sportausübung andauert. Dabei zeigen sich aber enorme Unterschiede zwischen den einzelnen Mineralstoffen: Der Gehalt z. B. an Natrium nimmt mit zunehmender Dauer zu, der Gehalt an Kalium bleibt gleich, wohingegen die Konzentration an Kalzium und an Magnesium sinkt, je länger man sich körperlich betätigt (vgl. ebd.). Insofern reduziert sich die Konzentration einzig „im Durchschnitt", nicht jedoch in Bezug auf alle Mineralstoffe.

TIPP

Wer regelmäßig trainiert, erzielt auch in puncto „Schweißabgabe" positive Effekte: Z. B. vermehren sich durch regelmäßiges Training die Schweißdrüsen und sie arbeiten zudem in verschiedener Hinsicht besser. Dadurch steigt insgesamt die Leistungsfähigkeit des körpereigenen Kühlsystems, d. h., die Körpertemperatur erhöht sich vergleichsweise langsamer und die körperliche Leistungsfähigkeit bleibt länger auf einem hohen Niveau. Wer gut trainiert ist, bei dem setzt die Absonderung von Schweiß grundsätzlich früher ein als bei jemandem, der eher untrainiert ist. Entsprechend ergibt sich bereits viel früher ein Kühleffekt.

Wer den Flüssigkeitsverlust ermitteln möchte, den er durch Schwitzen erlitten hat, sollte sich vor der Sportausübung und danach auf die Waage stellen: Der Wert, den man erhält, wenn man vom „Ausgangs-Körpergewicht" das „Nach-der-Sportausübung-Gewicht" subtrahiert, verweist annähernd auf die Wassermenge, die man während der körperlichen Aktivität verloren hat – eben über den Schweiß. Wer während der Sportausübung etwas getrunken hat, muss diese Menge selbstverständlich bei seiner Berechnung berücksichtigen.

Genauso sollten die Bedingungen beim Wiegen vorher und nachher nahezu identisch sein, d. h., man wiegt sich z. B. beide Male im gleichen „Outfit" und nach Entleerung der Blase. Raschka und Ruf (2012, S. 91) bezeichnen diese Methode als ***Wiegetest***.

Tab. 57: Rechenbeispiel zum ***Wiegetest***.
Eigene Darstellung

Vor der Sportausübung	80,4 kg
Nach der Sportausübung	79,8 kg
Zwischensumme	0,6 kg = rund 600 ml Wasserverlust
Flüssigkeitszufuhr während der Sportausübung	400 ml
Endsumme	rund 1.000 ml Wasserverlust

TIPP

Wer gut trainiert ist, braucht seinem Organismus zwar nicht so früh Flüssigkeit zuzuführen, damit dieser leistungsfähig bleibt, wie Personen, die vergleichsweise untrainiert sind. Die Gesamtzufuhrmenge an Flüssigkeit liegt allerdings bei trainierten Personen höher – schließlich schwitzen diese mehr und verlieren folglich mehr Flüssigkeit.

Um die aus dem Sporttreiben resultierenden Verluste auszugleichen, werden in erster Linie Mineralwasser und Saftschorlen empfohlen (vgl. Tab. 58), d. h., Fruchtsäfte, die mit Mineralwasser verdünnt werden. Die Inhaltsstoffe von Saftschorlen können vom Organismus grundsätzlich recht schnell aufgenommen werden. Dies ist umso bedeutsamer, je länger die Sportausübung andauert. Dabei lässt sich die Aufnahmegeschwindigkeit durch ein entsprechendes Mischungsverhältnis zusätzlich beeinflussen (s. u.).

Tab. 58: Unterschiedliche Getränke und ihre Funktionen. Eigene Darstellung

Bestandteil	Funktion
Mineralwasser	• Ersatz von Flüssigkeit • Ersatz von Mineralstoffen
Saft	• Nachschub an Energie (in Form von Kohlenhydraten) • Ersatz von Mineralstoffen

Reines, d. h., stilles Wasser ist grundsätzlich eher kein sinnvoller Flüssigkeitsersatz: Es liefert nicht genug Mineralstoffe mit, sodass das Wasser nicht im Organismus gebunden werden kann. Da im Organismus Salzgehalt und Flüssigkeitsmenge in einem festen Verhältnis zueinander stehen, kann reines Wasser nur dann gebunden werden, wenn die für die Bindung erforderlichen Mineralstoffe „mitgeliefert" werden. Andernfalls wird noch mehr Wasser ausgeschieden, als es ohnehin – aufgrund z. B. eben von sportlicher Betätigung – der Fall ist. Folglich verschlechtert sich die Situation für den Organismus weiter, anstatt dass sie – wie eigentlich mit dem Trinken beabsichtigt – verbessert wird. Mit dem Wasser werden zudem vom Organismus weitere Mineralstoffe abgegeben, sodass sich sozusagen ein „doppelter Negativeffekt" ergibt.

Limonaden, Cola oder andere zuckerreiche Getränke sind ebenfalls nicht geeignet, um den Organismus mit Flüssigkeit zu versorgen: Sie enthalten viele Kohlenhydrate, weshalb das Getränk relativ lange im Magen verbleibt. Entsprechend erhält der Organismus nur vergleichsweise langsam die Menge an Flüssigkeit zurück, die er beim Sporttreiben verloren hat. Außerdem muss er vorher sogar erst einmal „investieren": Trinkt man Limonaden, Cola oder andere zuckerreiche Flüssigkeiten, muss der Organismus das Getränk zunächst im Darm verdünnen. Schließlich ist die Konzentration an gelösten Teilchen in ihnen höher als im Blutplasma. Zu diesem Zweck entzieht er dem Blut Wasser – und mit dem Wasser werden, als ob die Situation nicht schon prekär genug wäre, naturgemäß auch Mineralstoffe ausgeschwemmt. Der ohnehin durch das Schwitzen bereits entstandene Verlust an Kalium, Natrium & Co. wird somit noch verstärkt. Da Limonaden, Cola oder andere zuckerreiche Flüssigkeiten zugleich nur wenige Mineralstoffe enthalten, kann darüber auch kein Ausgleich an bedeutsamen Substanzen erfolgen.

TIPP

Probieren Sie aus, welches Mineralwasser Ihnen am besten bekommt, wenn Sie es kurz vor Beginn der sportlichen Betätigung bzw. während der körperlichen Aktivität trinken: Da Kohlensäure einen (leichten) Dehnungsreiz auf den Magen ausübt, sind die Vorlieben, was den Kohlensäuregehalt von Mineralwasser anbelangt, sehr unterschiedlich: Manche Athleten trinken grundsätzlich z. B. die Mediumvariante, andere hingegen mögen es lieber, wenn es „kräftig sprudelt".

Graf, Gottwald, Köhler, Rost und Schänzer (2012, S. 178) weisen darauf hin, dass die Flüssigkeitsaufnahme über den Magen bei maximal 1 l/h liegt. Selbst wenn jemand in diesem Zeitraum mehr trinkt, kann sein Organismus diese Flüssigkeit nicht „verwerten".

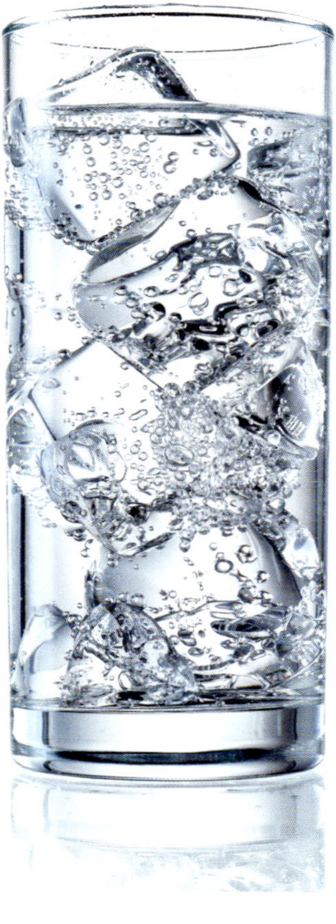

Tab. 59: Verschiedene Flüssigkeiten und ihre Charakteristika.
Eigene Darstellung

Flüssigkeit	Charakteristika
Isoton	• Die Flüssigkeit verfügt über die gleiche Konzentration an gelösten Teilchen wie das Blutplasma. • Sehr schnelle Aufnahme aus dem Darm • Sehr schnelle Verarbeitung im Organismus = sehr schneller Ersatz an Flüssigkeit • Sinnvoll vor allem bei sehr hohen Ausdauerbelastungen sowie bei hochintensiven, intervallartigen Belastungen über mehrere Stunden
Hypoton	• Die Flüssigkeit verfügt über eine niedrigere Konzentration an gelösten Teilchen als das Blutplasma. • Relativ schnelle Aufnahme aus dem Darm • Relativ schnelle Verarbeitung im Organismus = relativ schneller Ersatz an Flüssigkeit
Hyperton	• Die Flüssigkeit verfügt über eine höhere Konzentration an gelösten Teilchen als das Blutplasma. • Die Flüssigkeit muss zunächst im Darm verdünnt werden • Dazu entzieht der Organismus dem Blut Wasser. • Dabei gehen Mineralstoffe verloren = langsamer Ersatz an Flüssigkeit

Beispiele für entsprechende Flüssigkeiten

- Saftschorle (Mischungsverhältnis von 2:1 bis 1:1 von Wasser und Saft; Wasser muss dabei sehr reich an Natrium sein)
- Isotonische „Sportgetränke"

- Mineralwasser
- Ungesüßter Früchtetee
- Saftschorle (Mischungsverhältnis von 5:1 bis mindestens 3:1 von Wasser und Saft)

- Purer Saft
- Limonaden
- Cola
- Malzbier
- Eistee
- Energydrinks

KAPITEL II

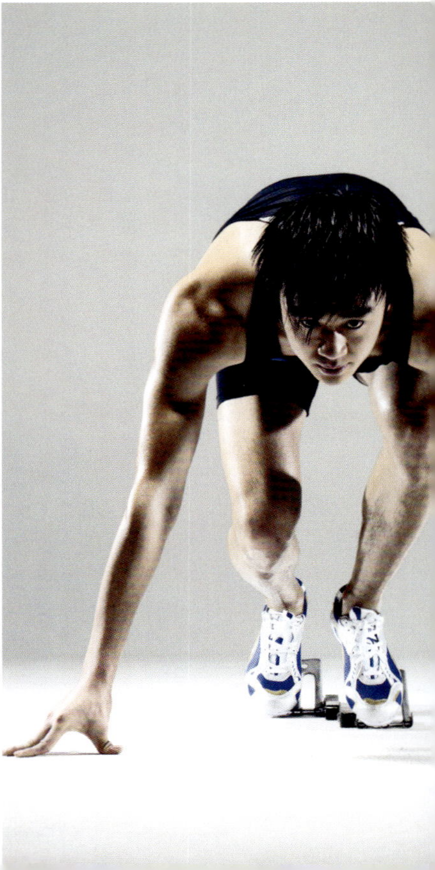

II WELCHE GRUNDREGELN IN BEZUG AUF DIE ERNÄHRUNG EXISTIEREN FÜR DIE PHASE DER VORBEREITUNG AUF EINEN WETTKAMPF?

Grundsätzlich sollte vor jedem Wettkampf ein „Experimentieren" in Bezug auf die Ernährung vermieden werden. Wer z. B. vorher „ungewohnte" Speisen zu sich nimmt, kann während der Belastung körperliche Probleme bekommen. Genauso sollte man hinsichtlich der Aufnahme von Nahrung bzw. Flüssigkeit einige Verhaltensweisen beachten, damit nicht ggf. die Leistung leidet (vgl. Tab. 60).

Tab. 60: Beispiele für Verhaltensweisen, die sich ungünstig auf die Leistung auswirken können.
Eigene Darstellung

Verzehr von „ungewohnten" Speisen
Verzehr von Speisen, die schwer verdaulich sind
Aufnahme von „ungewohnten" Getränken
Zu hastiges Essen
Aufnahme zu großer Mengen an fester Nahrung
Zu hastiges Trinken
Aufnahme zu großer Mengen an Flüssigkeit
Aufnahme zu kalter Getränke

Vor einem Wettkampf[13] sollte jeder Sportler darauf achten, dass seine Kohlenhydratspeicher gut gefüllt sind. Schließlich hat diese Art der energieliefernden Nährstoffe für den Energiestoffwechsel des arbeitenden Muskels die größte Bedeutung (vgl. Kap. 4). Je mehr Glykogen zur Verfügung steht, umso höher kann man sich bei der Sportausübung belasten und umso weniger ist man gezwungen, während der körperlichen Betätigung Kohlenhydrate (z. B. über ein Getränk oder über Nahrung) aufzunehmen. Dies gilt allerdings allein für Belastungen bis zu einer Dauer von 90 Minuten. Übt man den Sport länger aus, ist es generell erforderlich, währenddessen Kohlenhydrate zuzuführen. Die Glykogenspeicher in der Muskulatur können bei intensiver sportlicher Belastung maximal 1,5 Stunden Energie liefern – allerdings eben auch nur, wenn sie so groß wie möglich und dabei optimal gefüllt sind.

Das Auffüllen der Glykogendepots gelingt, indem die Ernährung kohlenhydratreich gestaltet wird. Dabei sollten in erster Linie Nahrungsmittel verzehrt werden, die komplexe Kohlenhydrate enthalten, z. B. Vollkornnudeln, Reis und Kartoffeln (vgl. Kap. 5). Diese haben den Vorteil, dass sie den Blutzuckerspiegel vergleichsweise langsam ansteigen lassen und entsprechend über einen relativ langen Zeitraum Energie liefern. Kurzkettige Kohlenhydrate könnten ergänzend zugeführt werden. Sie tragen dazu bei, dass die Einlagerung der Glukose in die Depots besonders schnell erfolgt (vgl. Wagner & Schröder, 2004, S. 43).

13 Die meisten der nachfolgend aufgeführten Ernährungstipps gelten genauso für das Training. Im Zusammenhang mit einem Wettkampf ist es allerdings von noch größerer Bedeutung, dass man sich auch hinsichtlich der Ernährung gut vorbereitet fühlt, als in Bezug auf das Training. Insofern sind im Hinblick auf einen Wettkampf ggf. zusätzliche Aspekte beachtenswert. So ist z. B. die Belastung im Wettkampf i. d. R. noch höher als jene im Training, sodass ggf. mehr bzw. frühzeitiger Flüssigkeit zugeführt wird oder für Energienachschub in Form von Kohlenhydraten gesorgt wird.

Eine fettreiche Ernährung hingegen behindert die Auffüllung der Glykogenspeicher.

Auch wenn die Kohlenhydratspeicher im Vorfeld eines Wettkampftags gut gefüllt wurden, so muss trotzdem am „Tag X" auf eine kohlenhydratbetonte Ernährung geachtet werden. Schließlich hat der Organismus seit der Mahlzeit am Abend zuvor bereits wieder Energie verbraucht, außerdem benötigt das Gehirn Glukose als Brennstoff. Daher sollte in jedem Fall beim Frühstück für Nachschub an Kohlenhydraten gesorgt werden. Einen Trainings- oder gar Wettkampftag ohne Frühstück zu beginnen, ist hingegen nicht ratsam.

Als gesunde Kohlenhydratlieferanten bieten sich morgens z. B. Vollkornbrot mit Belag bzw. ein Müsli mit Milch oder Joghurt an. Dabei sollten Müslisorten zum Einsatz kommen, die wenig Fett bzw. Zucker enthalten. Vorsicht ist entsprechend z. B. bei Mischungen geboten, die Schokolade bzw. Nüsse enthalten! Zwar sind beispielsweise die Fettsäuren, die in Nüssen vorkommen, weitaus „gesünder" als jene, die Schokolade aufweist (vgl. Kap. 6). Nüsse haben jedoch sehr viele Kalorien und sollten daher nur in vergleichsweise geringen Mengen gegessen werden.

Die letzte Hauptmahlzeit vor Training oder Wettkampf sollte stets relativ viele Kohlenhydrate enthalten, dabei wenige Ballaststoffe und wenig Fett und einen moderaten Eiweißanteil aufweisen.

TIPP

Je flüssiger ein Nahrungsmittel ist, desto verträglicher ist es üblicherweise. Eine Alternative zu einem belegten Brot ist daher z. B. ein Shake, bestehend aus Fruchtsaft und löslichen Schmelzflocken.

Folgender „Ablauf" empfiehlt sich hinsichtlich der Ernährung an einem Wettkampftag (in Anlehnung an Schek, 2005, S. 99):

- 2-4 Stunden, bevor der Wettkampf beginnt, sollte man eine kohlenhydratreiche Mahlzeit zu sich nehmen. Darüber gelingt es, den Kohlenhydratspeicher in der Leber zu füllen, sodass während der Belastung reichlich Glukose vorhanden ist. Ermöglicht wird dies z. B. durch den Verzehr eines Nudelgerichts. Grundsätzlich sollte diese Mahlzeit nicht zu viele Ballaststoffe enthalten. Schließlich verweilen ballaststoffreiche Nahrungsmittel weitaus länger im Magen als ballaststoffarme (vgl. Kap. 5).
- Ca. 45 Minuten, bevor der Wettkampf beginnt, sollte man erneut etwas essen – dann allerdings nur eine Kleinigkeit. Das kann z. B. eine Banane sein, ein Energieriegel oder Laugengebäck. Dabei gilt das Prinzip: Je reifer eine Banane ist, umso mehr kurzkettige Kohlenhydrate enthält sie. Entsprechend steht dem Organismus mit steigendem Reifegrad vergleichsweise schneller Energie zur Verfügung. Diese kleine Mahlzeit sorgt dafür, dass der Blutzuckerspiegel konstant bleibt. Eine solche einzunehmen, empfiehlt sich auch für Sportler, deren Wettkampftag gesplittet ist: Wer z. B. als Ruderer oder Leichtathlet mehrere Rennen an einem Tag bestreiten muss, sollte zwischen den Rennen jeweils einen Imbiss zu sich nehmen.

- Ca. 30 Minuten, bevor der Wettkampf beginnt, sollte man etwas trinken, damit der Organismus gut für die bevorstehenden Flüssigkeitsverluste über den Schweiß vorbereitet ist. Um einem Mangel an Kochsalz vorzubeugen, empfiehlt es sich, natriumreiches Mineralwasser zuzuführen. Alternativ kann Mineralwasser in Kombination mit salzhaltigen Nahrungsmitteln eingesetzt werden. Da nur ½ h bis zum Start verbleibt, muss in dieser Situation in besonderer Weise darauf geachtet werden, dass die Nahrung, die man zu sich nimmt, leicht verdaulich ist. Auch isotone Getränke (vgl. Kap. 10) bieten sich ca. 30 Minuten vor dem Wettkampf zur Aufnahme an. Sie tragen zugleich dazu bei, dass der Insulinspiegel, der kurz vor Wettkampfbeginn – bedingt durch die mit der Aufregung verbundene Ausschüttung von Stresshormonen – üblicherweise ansteigt, auf einem günstigen Niveau verbleibt. Dieses Prozedere gilt wie jenes 45 Minuten vor Wettkampfbeginn für unterteilte Wettkampftage.

Tab. 61: Empfehlungen für die Ernährung an einem Wettkampftag in Anlehnung an Schek (2005, S. 99).
Eigene Darstellung

Zeitangabe	Merkmale der zugeführten Speisen bzw. Getränke
2-4 h vorher	• Viele Kohlenhydrate • Vergleichsweise wenige Ballaststoffe
45 min vorher	• Langkettige Kohlenhydrate • Kurzkettige Kohlenhydrate • Vergleichsweise wenige Ballaststoffe
30 min vorher	• Kohlenhydrate • Viel Natrium • Leicht verdauliche Speisen/Getränke

Wie Sie sicherlich aus eigener Erfahrung wissen, ist es ungünstig, wenn der Magen bei Beginn der Sportausübung besonders voll oder besonders leer ist. Zu bedenken gilt es in diesem Zusammenhang stets, dass die verschiedenen Nahrungsmittel nicht gleich lang im Magen verbleiben. Vielmehr haben sie eine unterschiedliche „Magenverweildauer". Dabei gilt das Prinzip: Je kürzer die Magenverweildauer ist, umso leichter ist ein Nahrungsmittel verdaulich. Die Magenverweildauer hängt von verschiedenen Faktoren ab (vgl. Tab. 62). Prinzipiell funktioniert die Verdauung während körperlicher Betätigung schlechter als im „Ruhezustand".

Tab. 62: Beispiele für Einflussfaktoren auf die Magenverweildauer. Eigene Darstellung

Einflussfaktor	Beispiele
Verhalten des eigenen Organismus	• Individuelle Verdauungstätigkeit
Volumen der Speisen	• Voluminöse Mahlzeiten verweilen länger als kleine.
Zubereitung der Speisen	• Je mehr Fett dabei verwendet wird, umso länger ist die Verweildauer.
Zusammensetzung der Speisen	• Fetthaltige Speisen verweilen länger als fettarme. • Ballaststoffreiche Nahrungsmittel verweilen länger als ballaststoffarme.

Während z. B. Traubenzucker und Apfelschorle maximal eine Stunde im Magen verweilen, verbleiben etwa Kartoffeln, Brötchen und Joghurt bis zu zwei Stunden darin. Wer Vollkornbrot isst, muss mit einer Magenverweildauer von bis zu drei Stunden rechnen, mit „Fast-Food-Produkten" wie Pommes frites hingegen hat der Magen bis zu fünf Stunden und länger „zu tun" (vgl. Pauli & Girreßer, 2014, S. 304). Gleiches gilt für Kohl.

Aber nicht allein die Versorgung mit Energie muss vor Beginn des Trainings bzw. Wettkampfs stimmen. Vielmehr ist es auch erforderlich, den Organismus mit Flüssigkeit zu versorgen. Raschka und Ruf (2012, S. 101ff.) raten Athleten, die sich höchstens eine Stunde belasten, in den zwei Stunden vor Aufnahme der körperlichen Aktivität rund 500 ml Wasser zu trinken. Sind die Umgebungstemperaturen sehr hoch, sollten rund 30 Minuten vor dem Start in das Training bzw. in den Wettkampf weitere ca. 250 ml Wasser aufgenommen werden. Ähnliche Empfehlungen gelten für die Vorbereitung auf eine Sportausübung, die mehrere Stunden andauern wird: In den zwei Stunden vor Aufnahme der körperlichen Betätigung gilt es, rund 500 ml Flüssigkeit aufzunehmen, wobei in diesem Fall Mineralwasser bzw. Saftschorlen zu bevorzugen sind. Unter Hitzebedingungen sollte diese Menge um 250-500 ml Flüssigkeit ergänzt werden – abhängig davon, wie intensiv die nachfolgende Belastung ausfallen wird.

KAPITEL 12

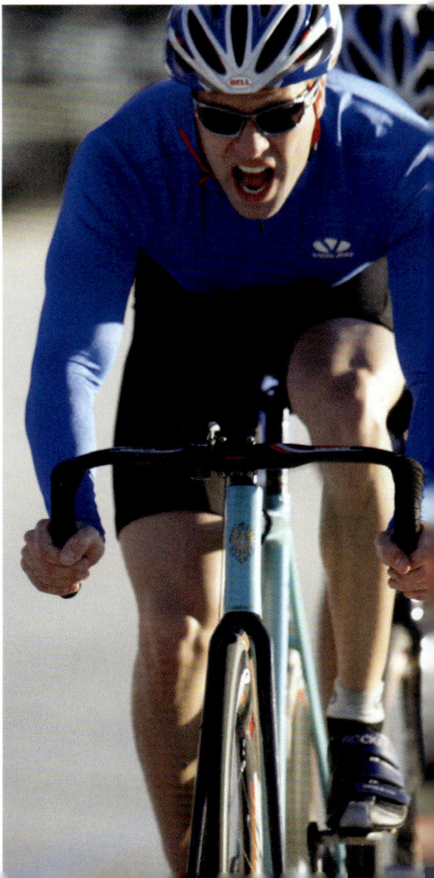

12 WELCHE GRUNDREGELN IN BEZUG AUF DIE ERNÄHRUNG EXISTIEREN FÜR DIE DURCHFÜHRUNGSPHASE EINES WETTKAMPFS?

Inwieweit während eines Wettkampfs Flüssigkeit bzw. Nahrung zugeführt werden sollten, hängt zum einen davon ab, wie lange dieser andauert und wie intensiv man sich dabei belastet und zum anderen davon, wie hoch die Umgebungstemperaturen sind. Generell gilt: Je länger die körperliche Betätigung dauert, je intensiver sie ist und je höher die Temperaturen sind, umso wichtiger ist eine optimale Ernährung. Dabei ist insbesondere von Bedeutung, dass der Blutzuckerspiegel stabil ist. Dieser wird durch die Verfügbarkeit bzw. die Zufuhr von Kohlenhydraten beeinflusst (vgl. Kap. 4). Außerdem sollte stets frühzeitig mit dem Trinken begonnen werden (vgl. Tab. 63): Hat man ein Durstgefühl, fehlt dem Organismus bereits Flüssigkeit. Diese Situation wiederum beeinflusst die Leistungsfähigkeit negativ.

Tab. 63: Beispiele für Grundsätze im Zusammenhang mit der Flüssigkeitsaufnahme während eines Wettkampfes.
Eigene Darstellung

Frühzeitig mit dem Trinken beginnen
Regelmäßig trinken
Ausreichend trinken
Lieber mehrere kleine Portionen (jeweils ca. 150-200 ml) trinken als eine große Portion.
Abstände von 10-20 min zwischen den Portionen
Testen, welcher Kohlensäuregehalt im Mineralwasser individuell optimal ist

Grundsätzlich hat die Flüssigkeitszufuhr während der sportlichen Betätigung eine höhere Bedeutung als die Versorgung mit Energie. Graf, Gottwald, Köhler, Rost und Schänzer (2012, S. 178) z. B. weisen darauf hin, dass es bei Belastungen, die höchstens bis zu einer Stunde, teilweise auch bis zu zwei Stunden dauern, weder zu einem Absinken der Elektrolytkonzentration im Blut noch zur Erschöpfung der Kohlenhydratvorräte kommt. Die Flüssigkeitsverluste können hingegen erheblich sein (vgl. ebd.). Entsprechend muss in erster Linie für Ersatz an Flüssigkeit gesorgt werden. Dieser kann durch Trinken von Mineralwasser gewährleistet werden. Erst wenn Nachschub an Elektrolyten und vor allem an Energie erforderlich ist, müssen (auch) z. B. Saftschorlen und sogenannte *Sportgetränke* zum Einsatz kommen. Sie enthalten neben Flüssigkeit (d. h., Wasser) viele Elektrolyte und – im Unterschied zu Mineralwasser – zudem Kohlenhydrate. Einen Nachschub an Kohlenhydraten während der Belastung benötigt der Organismus, wenn über mehr als ca. zwei Stunden Sport getrieben wird (vgl. Kap. 5).

Orientieren kann man sich ganz allgemein an folgendem Prinzip: Je schlechter man trainiert ist, umso früher muss man mit der Flüssigkeitszufuhr beginnen. Während jemand, der über eine gute Ausdauer verfügt, spätestens ab einer Belastungsdauer von einer Stunde während der körperlichen Betätigung anfangen sollte zu trinken, sind vergleichsweise untrainierte Personen bereits ab einer Belastungsdauer von 30 Minuten gefordert, während der Sportausübung für Flüssigkeitszufuhr zu sorgen (vgl. Tab. 64). Auf diese Weise wird der Organismus vor Überhitzung geschützt. Würde die Körpertemperatur zu hoch werden, wäre ein Absinken der Leistungsfähigkeit die Folge. Pro Stunde ist eine Trinkmenge von 0,5-1,0 l sinnvoll. Mehr aufzunehmen, macht keinen Sinn, schließlich liegt die Flüssigkeitsaufnahme über den Magen bei maximal 1 l/h (vgl. Graf, Gottwald, Köhler, Rost & Schänzer, 2012, S. 178).

Wenn während der Belastung (deutlich) zu viel Flüssigkeit getrunken wird, kann dies sogar eine Gefahr bedeuten: Führt man seinem Organismus während des Trainings oder des Wettkampfs weit mehr Flüssigkeit zu, als man über den Schweiß verloren hat, und enthält diese dabei nur sehr wenige Elektrolyte[14], ist eine regelrechte *Wasservergiftung* möglich. Insbesondere die mit dem Schwitzen einhergehenden Verluste an Natrium können dann nicht mehr ausgeglichen werden, sodass ein Mangel an Kochsalz eintritt. Dieser wiederum ruft möglicherweise u. a. Übelkeit und Bewusstseinsstörungen hervor.

14 *Dabei handelt es sich um elektrisch geladene Teilchen. Sie entstehen, wenn chemische Verbindungen aus Mineralstoffen in wässriger Lösung zerfallen.*

Tab. 64: Flüssigkeitszufuhr in Abhängigkeit von der Belastungsdauer. Eigene Darstellung

Belastungsdauer	Empfehlung zur Flüssigkeitszufuhr
Bis zu 30 min	• Keine Flüssigkeitszufuhr während der Sportausübung erforderlich → ausschließlich vor Beginn der Sportausübung und nach Beendigung der Sportausübung trinken. • Flüssigkeitszufuhr während der Sportausübung erforderlich, sofern die Sportausübung bei Hitze bzw. bei sehr hoher Luftfeuchtigkeit erfolgt.
30-60 min	• Keine Flüssigkeitszufuhr während der Sportausübung erforderlich, sofern man gut trainiert ist und die Sportausübung nicht bei Hitze bzw. bei sehr hoher Luftfeuchtigkeit erfolgt → dann ausschließlich vor Beginn der Sportausübung und nach Beendigung der Sportausübung trinken. • Flüssigkeitszufuhr während der Sportausübung erforderlich, sofern man schlecht bzw. untrainiert ist. • Flüssigkeitszufuhr während der Sportausübung erforderlich, sofern z. B. die Belastung/Außentemperatur/Luftfeuchtigkeit sehr hoch ist.
60 min und mehr	• Flüssigkeitszufuhr während der Sportausübung grundsätzlich erforderlich.

Raschka und Ruf (2012, S. 93) empfehlen, bei gemäßigten Belastungen oder bei hochintensiver Aktivität bis ca. einer Stunde Dauer Mineralwasser zu trinken (vgl. Tab. 65). Dieses sollte wenig Kohlensäure und viel Natrium enthalten. Wird über mehrere Stunden Sport getrieben, ist es demnach sinnvoll, auf Saftschorle oder auf Mineralwasser in Kombination mit fester Nahrung zurückzugreifen. Da Mineralwasser keine Kohlenhydrate enthält, müssen diese aus Nahrungsmitteln wie Obst oder Trockenobst „geliefert" werden, damit der Organismus Energie erhält und Saftschorle – z. B. aus Gründen des Geschmacks oder der Verträglichkeit – eher ungern getrunken wird.

Erfolgt die körperliche Aktivität über mehrere Stunden und ist sie hochintensiv, bieten sich isotone Getränke oder erneut Mineralwasser-Fruchtsaft-Mixgetränke in Form von Saftschorlen an. Diese sollte dann allerdings anders zusammengesetzt sein als bei eher moderaten Belastungen: Während für mittelhohe körperliche Aktivitäten ein Verhältnis von 3:1 zwischen Mineralwasseranteil und Fruchtsaftanteil optimal ist, sollte das Verhältnis bei sehr intensiven Belastungen 2:1 ausfallen. Außerdem ist es von Bedeutung, die Saftschorle aus Mineralwasser herzustellen, welches viel Natrium enthält.

Den isotonen Getränken sollte *Maltodextrin* zugesetzt sein – ein wasserlösliches Kohlenhydratgemisch, das vom Organismus in etwa genauso schnell aufgenommen wird wie Glukose (vgl. Raschka & Ruf, 2012, S. 70).

*Tab. 65: Empfohlene Getränke in Abhängigkeit von der körperlichen Aktivität in Anlehnung an Raschka & Ruf (2012, S. 93).
Eigene Darstellung*

Körperliche Aktivität	Empfohlene Getränke
Gemäßigte Belastungen oder hochintensive Belastungen von max. ca. 1 h	• Mineralwasser (arm an Kohlensäure, reich an Natrium)
Mehrstündige Belastungen	• Saftschorle (Verhältnis von 3:1 zwischen Mineralwasser und Fruchtsaft) • Mineralwasser + feste Nahrung (Obst, Trockenobst)
Mehrstündige Belastungen, die hochintensiv sind	• Saftschorle (Verhältnis von 2:1 zwischen Mineralwasser und Fruchtsaft; natriumreiches Mineralwasser verwenden) • Isotone Getränke (mit Maltodextrin)

Limonaden, Cola oder andere Süßgetränke sind nicht dazu geeignet, um den Organismus mit Kohlenhydraten zu versorgen: Sie sind zwar reich an Zucker – gerade das ist in dem Fall aber ein Nachteil: Je höher der Anteil an Kohlenhydraten in einer Flüssigkeit ist, umso länger verbleibt diese im Magen und umso langsamer erhält der Organismus die Menge an Flüssigkeit zurück, die er beim Sporttreiben verloren hat. Außerdem muss der Organismus die Getränke zunächst mit körpereigenem Wasser verdünnen, ehe er sie aufnehmen kann. Entsprechend geht dem Organismus sozusagen Wasser verloren, welches er beim Sporttreiben dringend „an anderer Stelle" benötigen würde. Ein schneller Flüssigkeitsersatz ist somit durch Getränke dieser Art nicht gegeben.

TIPP

Verwenden Sie möglichst natriumreiches Mineralwasser oder reichern Sie ein anderes Getränk mit etwas Kochsalz an. Bei lang andauernden Belastungen, insbesondere bei Hitze, kann es zu einem Mangel an Natrium kommen, wenn permanent Salz mit dem Schweiß ausgeschieden und die verloren gegangene Flüssigkeit lediglich durch Wasser ersetzt wird (vgl. Graf, Gottwald, Köhler, Rost & Schänzer, 2012, S. 170). Sofern dies während der Sportausübung möglich ist, können auch salzhaltige Nahrungsmittel verzehrt werden (z. B. Laugenbrezel, Salzstangen).

Mineralstoffe zu ersetzen, ist umso wichtiger, je länger der Wettkampf andauert. Wer sich höchstens zwei Stunden körperlich betätigt, muss nicht unbedingt für Nachschub an Mineralstoffen sorgen. Ist man allerdings mehr als 120 Minuten aktiv, sollte stets Flüssigkeit zugeführt werden, die neben Wasser auch entsprechende Mineralstoffe enthält. Wie bereits erwähnt, müssen insbesondere die Verluste an Kochsalz aufgefangen werden. Ab einer Wettkampfdauer in Höhe von zwei Stunden empfiehlt es sich zudem, Kalium aufzunehmen. Zwar werden die Kaliumverluste, die durch Schwitzen zustande kommen, darüber ausgeglichen, dass Kalium beim Abbau von Glykogen frei wird. Wenn die Kohlenhydratspeicher der Muskulatur zunehmend entleert werden und nicht mehr ausreichend Glykogen vorhanden ist, sinkt auch der Kaliumspiegel im Blut ab. Für Nachschub an Kalium zu sorgen, gelingt z. B. über kaliumreiches Mineralwasser, Obstsäfte, Saftschorlen oder Obst. Gerade Läufer greifen in dieser Situation gerne zu einer Banane. Inwieweit während der Sportausübung Obst – und damit feste Nahrung – zugeführt werden kann, muss individuell entschieden werden. So mögen es manche Athleten z. B. nicht, während der körperlichen Betätigung zu kauen. Unabhängig davon kann es problematisch sein, feste Nahrung im Wettkampf zu transportieren.

Saftschorlen bzw. Äpfel, Bananen & Co. liefern neben Mineralstoffen zudem Kohlenhydrate. Auch diesbezüglich gilt: Je länger ein Wettkampf dauert, umso bedeutsamer wird es, den Organismus – zusätzlich z. B. zur Flüssigkeit – mit Energie zu versorgen. Nach Graf, Gottwald, Köhler, Rost & Schänzer (2012, S. 179) ist bei Belastungen bis zu zwei Stunden Dauer ein Ersatz nicht erforderlich, da „bis zu dieser Zeit die körpereigenen Kohlenhydratreserven immer noch ausreichend sind". Wenn allerdings die Glykogenspeicher in der Muskulatur erschöpft sind, ist eine Zufuhr an Kohlenhydraten über Getränke bzw. Nahrung notwendig. Schließlich reicht die körpereigene Neusynthese von Kohlenhydraten in der Leber nicht aus, um die Fettverbrennung zu gewährleisten (vgl. ebd.).

Während es sich in dieser Situation aus verschiedenen Gründen nicht als günstig erweist, Traubenzucker, d. h., Einfachzucker, aufzunehmen (vgl. Tab. 66), gilt der Einsatz von Sportgetränken, die Mehrfachzucker (Oligosaccharide) enthalten, als sinnvoll (vgl. Graf, Gottwald, Köhler, Rost & Schänzer, 2012, S. 179). Wer eigenständig ein Getränk herstellen möchte, das ihm bei Belastungen von mehr als zwei Stunden Dauer Energie nachliefert, kann dazu z. B. Mineralwasser verwenden, das reich an Elektrolyten ist und keine Kohlensäure beinhaltet. Diesem fügt man die erwähnten Mehrfachzucker zu, wobei eine Konzentration von 5-10 % an Oligosacchariden als günstig gilt. Dazu bieten sich z. B. Maltodextrin oder Instanthaferflocken an (vgl. ebd.).

Tab. 66: Verschiedene Kohlenhydratarten und ihre Charakteristika. Eigene Darstellung

Einfachzucker: nicht günstig, da ...	Mehrfachzucker: günstig, da ...
... sie eine extrem starke Reaktion auf den Blutzuckerspiegel hervorrufen können.	... sie eine moderate Reaktion auf den Blutzuckerspiegel hervorrufen.
... Getränke mit Einfachzuckern die Magenentleerung verzögern, sodass die Aufnahme von Flüssigkeit und Kohlenhydraten vergleichsweise langsam erfolgt.	... Getränke mit Mehrfachzuckern die Magenentleerung vergleichsweise wenig verzögern, sodass eine relativ schnelle Aufnahme von Flüssigkeit und Kohlenhydraten möglich ist.
☹	☺

Zu bedenken ist, dass der Organismus lediglich rund 60 g Glukose pro Stunde aufnehmen kann. Sofern es erforderlich ist, mehr Kohlenhydrate zuzuführen, um die Leistung aufrechtzuerhalten, muss ein Teil der Gesamtmenge Fruktose sein. Fruchtzucker ist u. a. in Fruchtsaft und in Obst enthalten, sodass z. B. über Saftschorlen oder Mineralwasser in Kombination mit einem Apfel oder mit Trockenobst eine Zufuhr möglich ist. Auch die Industrie berücksichtigt die speziellen Gegebenheiten des menschlichen Organismus: Viele „Sportgetränke" und Energieriegel bzw. -gels beinhalten sowohl Glukose als auch Fruktose.

Welche Nahrungsmittel bzw. Produkte für den Einsatz im Wettkampf geeignet sind, hängt von zahlreichen Faktoren ab (vgl. Tab. 67). So ist es z. B. für Athleten, die eine Sportart betreiben, welche keine Pausen zulässt (Langstreckenlauf, Radrennen etc.), weitaus schwieriger, sich mit Flüssigkeit und Nahrung zu versorgen, als für Athleten, bei denen etwa Halbzeitpausen (z. B. Fußball, Handball) oder Pausen zwischen zwei (vergleichsweise kurzen) Rennen oder Übungen (z. B. Rudern, Gerätturnen, Eiskunstlauf) garantiert sind. Letztere brauchen sich etwa keine Gedanken darüber zu machen, wie sie ihre Getränke und Nahrungsmittel während der Belastung transportieren bzw. aufnehmen – schließlich ist es für sie ausreichend, wenn sie in den festen Pausen darauf zurückgreifen.

Tab. 67: Charakteristika verschiedener Produkte, die (insbesondere) während der Sportausübung als Energielieferanten dienen können (Auswahl).

Eigene Darstellung

Nahrungsmittel/Produkt	Günstige Charakteristika
Energieriegel	• Angenehmere Konsistenz als z. B. Gels
Kohlenhydratgel	• Liefert schnell Energie • Leicht bekömmlich • Leicht während der Belastung aufzunehmen • Gut zu transportieren (Umfang, Gewicht)
Müsliriegel	• Angenehmere Konsistenz als z. B. Gels

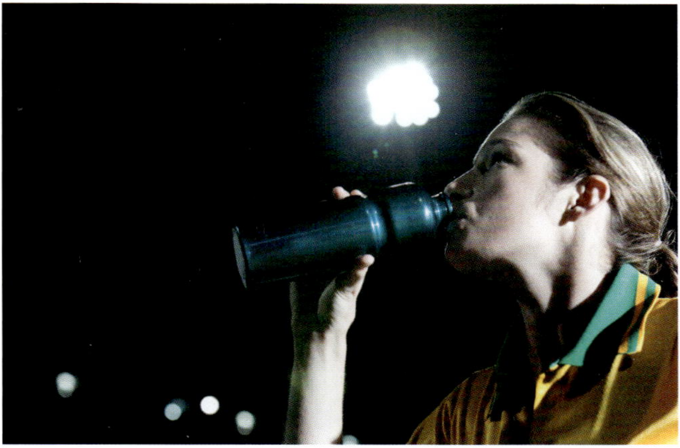

Eher ungünstige Charakteristika

- Relativ schwierige Aufnahme während der Belastung (Beißen, Kauen)
- Schlechter zu transportieren als z. B. Energiegels (Umfang, Gewicht)

- Gelieferte Energie ist schnell wieder verbraucht.

- Relativ schwierige Aufnahme während der Belastung (Beißen, Kauen)
- Ggf. schlechte Verträglichkeit bei Aufnahme während der Belastung
- Evtl. hoher Fettgehalt
- Evtl. hoher Energiegehalt
- Schlechter zu transportieren als z. B. Energiegels (Umfang, Gewicht)

TIPP

Wer eine Sportart betreibt, die während eines Wettkampfs Nachschub an Flüssigkeit bzw. Kohlenhydraten erfordert, sollte unbedingt vorher testen, welche Getränke und vor allem Nahrungsmittel er während der Belastung gut aufnehmen kann, wie er diese am besten transportiert und ob sich ihre Konsistenz je nach äußeren Gegebenheiten (z. B. Hitze, Frost) verändert. Ein „zerfließender" Müsliriegel oder ein Energieriegel, der „gefroren" ist, erweisen sich als nicht sinnvoll.

Während, wie erläutert, der Ersatz von Flüssigkeit sowie evtl. zudem jener von Mineralstoffen und Energie in Form von Kohlenhydraten je nach Dauer eines Wettkampfs erforderlich ist, brauchen Proteine und Vitamine hingegen nicht während der sportlichen Betätigung gezielt aufgenommen zu werden. Diesbezüglich reicht es aus, wenn in der Regenerationsphase auf einen bedarfsgerechten Ersatz über feste Nahrung geachtet wird.

Je nach ausgeübter Sportart/Disziplin variieren die Empfehlungen für eine optimale Ernährung. Schließlich spielt – wie z. T. bereits angedeutet – u. a. eine Rolle, über welche Zeit die körperliche Betätigung vorgenommen wird, inwieweit dabei Pausen eingelegt werden können, in denen z. B. die Aufnahme von Flüssigkeit und/oder fester Nahrung möglich ist, und welche motorischen Hauptbeanspruchungsformen dominieren. Nachfolgend sind die wesentlichen Aspekte, die von Athleten aus verschiedenen Sportartengruppen an einem Wettkampftag hinsichtlich der Ernährung beachtet werden sollten, zusammengefasst dargestellt.

AUSDAUERSPORTARTEN UND AUSDAUERSPORTARTEN MIT HOHEM KRAFTEINSATZ

- Die Kohlenhydratvorräte müssen aufgefüllt sein.
- In diesem Zusammenhang: ausreichend Kalzium aufnehmen.
- Die letzte Hauptmahlzeit 2-3 Stunden vor Wettkampfbeginn einnehmen.
- Die letzte Hauptmahlzeit wie gewohnt gestalten (z. B. Pastagericht, das auch vor dem Training oft gegessen wird).
- Die letzte Hauptmahlzeit sollte viele Kohlenhydrate enthalten.
- Die letzte Hauptmahlzeit sollte grundsätzlich leicht verdaulich sein.
- Energiezufuhr im Wettkampf i. d. R. nur bei Belastungen erforderlich, die mehr als 1-2 Stunden dauern.
- Weniger gut trainierte Personen sind grundsätzlich eher auf Zwischenverpflegung angewiesen als gut trainierte Personen.
- Die Energiezufuhr über Getränke gewährleisten (diese müssen sowohl Mineralstoffe als auch Kohlenhydrate enthalten).
- Die Energiezufuhr kann auch über feste/fest-flüssige Produkte gewährleistet werden (z. B. Energieriegel, Energiegels); je nach Praktikabilität und Vorlieben.
- Sind an einem Tag mehrere Wettkämpfe vorgesehen: in den Pausen feste Nahrung zu sich nehmen (vgl. Tab. 68); Alternative bei z. B. geringem Appetit oder großer Nervosität/Anspannung: Kohlenhydrat-Mineralstoff-Getränke einsetzen oder Speisen, die eher flüssig sind (z. B. Mineralwasser oder Fruchtsaft mit Instant-Haferflocken gemixt).
- Zwischenmahlzeiten in den Pausen: sollten reich an Kohlenhydraten und leicht verdaulich sein.
- Zwischenmahlzeiten in den Pausen: eher zu kleine als zu große Portionen.

Tab. 68: Beispiele für günstige Nahrungsmittel für Pausen. Eigene Darstellung

Bananen
Energieriegel
Fruchtschnitten
Müsliriegel
Obst (möglichst wasserreiches)
Trockenobst

TIPP

Erfolgt die Sportausübung bei Kälte, kann es sinnvoll bzw. angenehm sein, (auch) warme Zwischenmahlzeiten einzunehmen. Dafür bieten sich z. B. Instantsuppen oder -getränke an, die sich schnell mit heißem Wasser zubereiten lassen. Voraussetzung ist, dass am Wettkampfort heißes Wasser erhältlich ist bzw. man eine Thermoskanne mit heißem Wasser mit zum Wettkampf- bzw. Pausenort transportieren kann. Das heiße Wasser in der Thermoskanne bietet zudem die Möglichkeit, kalte Getränke, die z. B. bei einem Wettkampf angeboten werden, mit heißem Wasser zu ergänzen, sodass sich ein „lauwarmer Mix" ergibt.

KAMPFSPORTARTEN

- Die Kohlenhydratvorräte müssen aufgefüllt sein.
- In diesem Zusammenhang: ausreichend Kalzium aufnehmen.
- Die letzte Hauptmahlzeit 2-3 Stunden vor Wettkampfbeginn einnehmen.
- Die letzte Hauptmahlzeit sollte viele Kohlenhydrate enthalten.
- Die letzte Hauptmahlzeit darf durchaus etwas mehr Eiweiß enthalten als übliche Hauptmahlzeiten.
- Die letzte Hauptmahlzeit sollte leicht verdaulich sein.
- Während des eigentlichen Wettkampfs (z. B. Kampf im Judo): keine Nahrungszufuhr.
- Sind an einem Tag mehrere Wettkämpfe vorgesehen (z. B. Judoturnier mit mehreren Runden): in den Pausen feste Nahrung zu sich nehmen; Alternative bei z. B. geringem Appetit oder großer Nervosität/Anspannung: Kohlenhydrat-Mineralstoff-Getränke einsetzen oder Speisen, die eher flüssig sind (z. B. Mineralwasser oder Fruchtsaft mit Instant-Haferflocken gemixt).
- Zwischenmahlzeiten in den Pausen: sie sollten reich an Kohlenhydraten und leicht verdaulich sein.
- Zwischenmahlzeiten in den Pausen: eher zu kleine als zu große Portionen.

SPIELSPORTARTEN

- Die Kohlenhydratvorräte müssen aufgefüllt sein.
- In diesem Zusammenhang: ausreichend Kalzium aufnehmen.
- Die letzte Hauptmahlzeit 2-3 Stunden vor Wettkampfbeginn einnehmen.
- Die letzte Hauptmahlzeit sollte viele Kohlenhydrate enthalten.
- Die letzte Hauptmahlzeit darf durchaus etwas mehr Eiweiß enthalten als übliche Hauptmahlzeiten.
- Die letzte Hauptmahlzeit sollte leicht verdaulich sein.
- Während des eigentlichen Wettkampfs (z. B. Fußballspiel): keine Nahrungszufuhr.
- In den Pausen während des Wettkampfs (z. B. Halbzeitpause im Handball): Kohlenhydrat-Mineralstoff-Getränke zu sich nehmen; alternativ: feste Nahrung zu sich nehmen (in dem Fall aber besonders auf kleine Portionen achten, z. B. 0,5-1 Banane).
- Sind an einem Tag mehrere Wettkämpfe vorgesehen (z. B. Volleyballturnier mit mehreren Spielen): in den Pausen möglichst feste Nahrung zu sich nehmen; Alternative bei z. B. geringem Appetit oder großer Nervosität/Anspannung: Kohlenhydrat-Mineralstoff-Getränke einsetzen oder Speisen, die eher flüssig sind (z. B. Mineralwasser oder Fruchtsaft mit Instant-Haferflocken gemixt).
- Sind mehrere Wettkämpfe in einer Woche vorgesehen: Die schnelle Wiederauffüllung der Kohlenhydratspeicher ist von besonderer Bedeutung.
- In dem Fall: über den Tag verteilt mehrere kleine Mahlzeiten zu sich nehmen, die reich an Kohlenhydraten sind; alternativ: Kohlenhydrat-Mineralstoff-Getränke einsetzen oder Speisen, die eher flüssig sind (z. B. Mineralwasser mit Instant-Haferflocken gemixt).

TIPP

Wer sich intervallartig über einen längeren Zeitraum belastet, wie es z. B. in den meisten Spielsportarten der Fall ist, sollte zwischendurch neben Flüssigkeit auch Kohlenhydrate aufnehmen. Verschiedene Studien haben gezeigt, dass intensive körperliche Betätigungen dann länger möglich sind. Entsprechend wird z. B. ein „Einbruch" der Leistungsfähigkeit gegen Ende des Wettkampfs vermieden. Als Richtlinie gelten Belastungen von mehr als 90 Minuten bzw. von mehr als 45 Minuten, sofern sie intensiv sind.

TIPP

Da bei der Verbrennung von Eiweiß mehr Wärme entsteht als bei der Verbrennung von Kohlenhydraten bzw. Fetten, kann es nützlich sein, wenn die Sportausübung bei Kälte erfolgt, vermehrt Proteine über die Nahrung aufzunehmen.

SCHNELLKRAFTSPORTARTEN

- Die Kohlenhydratvorräte müssen aufgefüllt sein.
- In diesem Zusammenhang: ausreichend Kalzium aufnehmen.
- Die letzte Hauptmahlzeit 2-3 Stunden vor Wettkampfbeginn einnehmen.
- Die letzte Hauptmahlzeit sollte viele Kohlenhydrate enthalten.
- Die letzte Hauptmahlzeit sollte leicht verdaulich sein.
- Während des eigentlichen Wettkampfs (z. B. Skirennlauf, Tischtennis, Turnen): keine Nahrungszufuhr.
- In den Pausen während des Wettkampfs (z. B. Pausen zwischen zwei Übungen im Turnen): Kohlenhydrat-Mineralstoff-Getränke zu sich nehmen; alternativ: feste Nahrung zu sich nehmen (in dem Fall aber besonders auf kleine Portionen achten, z. B. 0,5-1 Banane).
- Sind an einem Tag mehrere Wettkämpfe vorgesehen (z. B. zwei Durchgänge im Slalom oder Tischtennisturnier mit mehreren Runden): in den Pausen möglichst feste Nahrung zu sich nehmen; Alternative bei z. B. geringem Appetit oder großer Nervosität/ Anspannung: Kohlenhydrat-Mineralstoff-Getränke einsetzen oder Speisen, die eher flüssig sind (z. B. Mineralwasser oder Fruchtsaft mit Instant-Haferflocken gemixt).

KRAFTSPORTARTEN

- Die Kohlenhydratvorräte müssen aufgefüllt sein.
- In diesem Zusammenhang: ausreichend Kalzium aufnehmen.
- Die letzte Hauptmahlzeit 2-3 Stunden vor Wettkampfbeginn einnehmen.
- Die letzte Hauptmahlzeit sollte viel Eiweiß enthalten (vgl. Tab. 69).
- Die letzte Hauptmahlzeit sollte leicht verdaulich sein.
- Während des eigentlichen Wettkampfs (z. B. Diskuswurf, Versuch im Gewichtheben): keine Nahrungszufuhr.
- In den Pausen während des Wettkampfs (z. B. Pausen zwischen Würfen mit dem Diskus oder zwischen zwei Versuchen im Gewichtheben): Kohlenhydrat-Mineralstoff-Getränke zu sich nehmen; alternativ: feste Nahrung zu sich nehmen (in dem Fall aber besonders auf kleine Portionen achten, z. B. 0,5-1 Banane).

Tab. 69: Beispiele für günstige, eiweißreiche Nahrungsmittel im Rahmen der letzten Hauptmahlzeit vor einem Wettkampf.
Eigene Darstellung

Fisch
Geflügelfleisch
Hüttenkäse
Joghurt
Quark (mager)
Rindfleisch (mager)

NICHT KLASSIFIZIERBARE SPORTARTEN

- Die Kohlenhydratvorräte müssen aufgefüllt sein.
- In diesem Zusammenhang: ausreichend Kalzium aufnehmen.
- Die letzte Hauptmahlzeit 2-3 Stunden vor Wettkampfbeginn einnehmen.
- Die letzte Hauptmahlzeit sollte viele Kohlenhydrate enthalten.
- Die letzte Hauptmahlzeit sollte leicht verdaulich sein.
- Während des eigentlichen Wettkampfs (z. B. Durchlauf im Springreiten, Durchgang im Schießen): keine Nahrungszufuhr.
- In den Pausen während des Wettkampfs (z. B. Pause zwischen zwei Durchläufen im Springreiten oder zwischen zwei Durchgängen beim Schießen): Kohlenhydrat-Mineralstoff-Getränke zu sich nehmen; alternativ: feste Nahrung zu sich nehmen (Portionsgröße sollte an die Länge der Pause angepasst werden: je kürzer diese ist, umso kleiner sollte die Portion ausfallen).
- Sind mehrere Wettkämpfe in einer Woche vorgesehen (z. B. Golfturnier über mehrere Tage): Die schnelle Wiederauffüllung der Kohlenhydratspeicher ist von besonderer Bedeutung.
- In dem Fall: über den Tag verteilt mehrere kleine Mahlzeiten zu sich nehmen, die reich an Kohlenhydraten sind; alternativ: Kohlenhydrat-Mineralstoff-Getränke einsetzen oder Speisen, die eher flüssig sind (z. B. Mineralwasser mit Instant-Haferflocken gemixt).

TIPP

Bedenken Sie, dass der Energieverbrauch steigt, sofern die Sportausübung bei Kälte erfolgt. Nach Neumann (2014, S. 115) kommt es bei Minusgraden zu einem Anstieg in Höhe von 10 %. Zum einen gilt es, dies im Hinblick auf den Gesamtenergiebedarf zu berücksichtigen. Zum anderen ist in einer solchen Situation eine ausreichende Zufuhr an Kohlenhydraten erst recht von Bedeutung: Die im Vergleich zur Sportausübung bei gemäßigten Temperaturen mehr benötigte Energie wird primär durch die Verbrennung von Kohlenhydraten gewonnen.

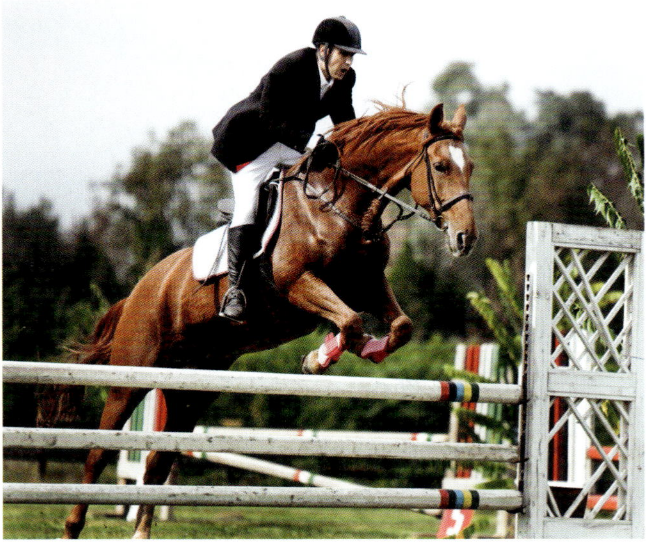

KAPITEL 13

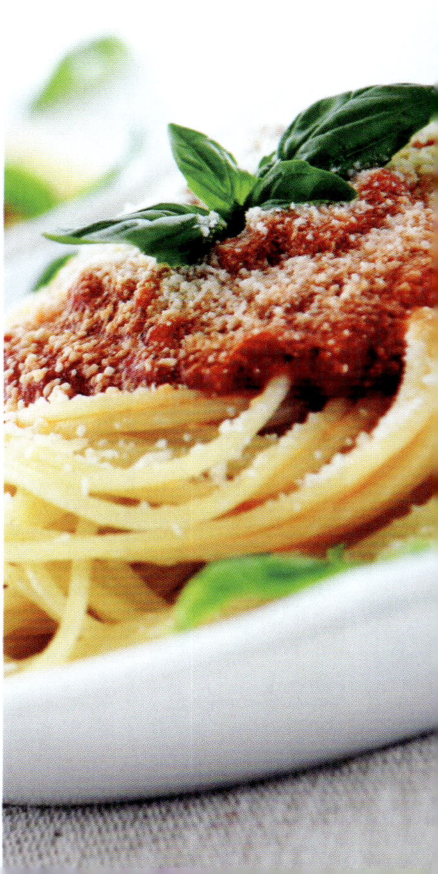

13 WELCHE GRUNDREGELN IN BEZUG AUF DIE ERNÄHRUNG EXISTIEREN FÜR DIE PHASE NACH EINEM WETTKAMPF?

Der Organismus verbraucht bzw. verliert während eines Wettkampfs zahlreiche Substanzen. Diese müssen entsprechend nach Beendigung der Sportausübung ersetzt werden. Zugeführt werden müssen zum einen energieliefernde Nährstoffe und Flüssigkeit und zudem Mineralstoffe und Vitamine (vgl. Tab. 70). Dabei ist es von Bedeutung, dass alle Substanzen – angepasst an den individuellen Bedarf – in ausreichender Menge bzw. in einem günstigen Verhältnis zueinander aufgenommen werden.

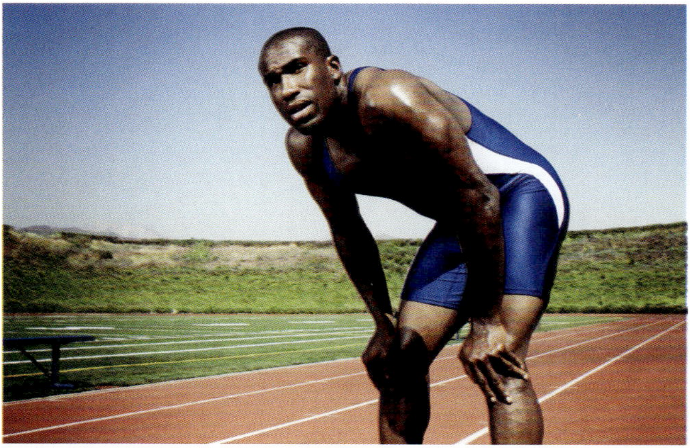

Tab. 70: Voraussetzungen, welche die erste Mahlzeit nach einem Wettkampf erfüllen muss.
Eigene Darstellung

Charakteristikum	Zweck
Sie muss viel Flüssigkeit enthalten.	• Ersatz der im Wettkampf über den Schweiß verloren gegangenen Flüssigkeit
Sie muss viele Kohlenhydrate enthalten.	• Ersatz der im Wettkampf zur Energiegewinnung verwendeten Kohlenhydrate • Wiederauffüllung der Kohlenhydratreserven
Sie muss viel Eiweiß enthalten.	• Wiederaufbau der im Wettkampf verbrauchten bzw. zerstörten Strukturen aus Proteinen (Hormone, Enzyme, Muskelfasern) • Förderung der Wiederauffüllung der Kohlenhydratreserven • Evtl. Ersatz der im Wettkampf zur Energiegewinnung verwendeten Proteine
Sie muss Vitamine enthalten.	• Ersatz der im Wettkampf verbrauchten Vitamine
Sie muss Mineralstoffe enthalten.	• Ersatz der u. a. über den Schweiß ausgeschiedenen Mineralstoffe

Grundsätzlich empfiehlt sich nach dem Wettkampf in Bezug auf die Ernährung ein dreistufiges Vorgehen:

1. *Unmittelbar nach Beendigung des Wettkampfs sollte Flüssigkeit aufgenommen werden.*
2. *In den ersten 30 Minuten nach Beendigung des Wettkampfs sollte eine kleine Mahlzeit eingenommen werden.*

3. *1-3 Stunden nach Beendigung des Wettkampfs sollte eine „normal" große Mahlzeit eingenommen werden.*

Dabei ist individuell sehr unterschiedlich, inwieweit man bereits relativ kurze Zeit nach der Sportausübung Appetit auf feste Nahrung, erst recht auf „richtige" Mahlzeiten, hat. Wie bei allem im Zusammenhang mit der Ernährung gilt: Es sollte nichts erzwungen werden! Das Gefühl bei der Nahrungs- und Flüssigkeitszufuhr muss stets ein angenehmes sein. Wer nicht so schnell feste Nahrung zu sich nehmen mag, der könnte zunächst z. B. eine Fruchtmilch, ein Mixgetränk aus Fruchtsaft und Instant-Haferflocken oder ein Kohlenhydrat-Mineralstoff-Getränk mit Proteinzusatz trinken bzw. eine Suppe löffeln.

Dass relativ schnell nach Beendigung des Wettkampfs Nahrung – in welcher Form auch immer – aufgenommen wird, ist deshalb sinnvoll, weil der Organismus in den ersten Stunden nach Beendigung des Wettkampfs besonders schnell die Kohlenhydratspeicher wieder auffüllen und mithilfe von Proteinen z. B. Schäden in der Muskulatur beheben und Enzyme neu aufbauen kann. Daher sollte jeder Sportler in dieser Zeit in besonderer Weise auf seine Ernährung achten. Je sorgsamer und bedarfsgerechter man kurz nach der körperlichen Aktivität in Bezug auf die Ernährung, Ruhephasen etc. handelt, umso besser kann der Organismus regenerieren. Bedenken Sie in diesem Zusammenhang u. a., dass die Kohlenhydratvorräte in der Muskulatur und in der Leber aufgefüllt werden, indem Wasser und Kalium mit Glykogen eingelagert werden. Folglich müssen dem Organismus in dieser Phase nicht allein Kohlenhydrate zugeführt werden, sondern er benötigt zudem ausreichend Flüssigkeit und Kalium. Reich an diesem Mineralstoff sind z. B. Bananen und Trockenobst.

Tab. 71: Beispiele für Grundsätze im Zusammenhang mit der Ernährung auf „Stufe 1" und auf „Stufe 2".
Eigene Darstellung

Ca. 1,5-2 x so viel Flüssigkeit zuführen, wie während der Sportausübung verloren gegangen ist (bei Belastungen, die nicht mehrere Stunden andauerten, etwas weniger).
Vergleichsweise kleine Portionen trinken.
Vergleichsweise langsam trinken.
Die aufgenommenen Getränke dürfen nicht zu kalt sein.
Immer auch Mineralstoffe aufnehmen (vor allem Natriumchlorid und Kalium), andernfalls kann das Wasser nicht im Organismus gebunden werden und es gelingt folglich kein optimaler Ausgleich des erlittenen Flüssigkeitsverlustes.
Der Ersatz von Mineralstoffen ist gut über feste Nahrung möglich (z. B. Bananen, Trockenobst).
Sinnvoll ist eine Kombination aus Trinken und Essen. Eine Alternative bietet ein Getränk mit Fruchtanteil (z. B. Fruchtsaft, Fruchtmilch).
Sinnvoll ist eine Kombination aus Kohlenhydraten und Eiweiß.
Darauf achten, dass in dieser Phase „erst recht" biologisch hochwertiges Eiweiß zugeführt wird.

TIPP

Nehmen Sie kurz nach Beendigung der Sportausübung eine Kombination aus Kohlenhydraten und Eiweiß zu sich (z. B. Cornflakes mit Milch, Brötchen mit Quark, Banane mit Joghurt). Wer in dieser Phase Kohlenhydrate und Proteine aufnimmt, trägt dazu bei, dass die Glykogenspeicher in der Muskulatur schneller aufgefüllt werden, als wenn er ausschließlich Kohlenhydrate zuführt (vgl. Friedrich, 2012, S. 143f.; Raschka & Ruf, 2012, S. 103).

Die erste „normale" Mahlzeit nach der Sportausübung sollte sich im Hinblick auf die Anteile der energieliefernden Nährstoffe am Gesamtenergiegehalt an den allgemeinen Empfehlungen orientieren (vgl. Kap. 2 und 3).

Dabei ist es – im Unterschied zu den Empfehlungen in Bezug auf die Basisernährung – in der Regenerationsphase ratsam, Nahrungsmittel zu sich zu nehmen, die den Blutzuckerspiegel relativ stark beeinflussen. Diese tragen in besonderer Weise dazu bei, dass die Auffüllung der Kohlenhydratreserven schnell gelingt. Günstig ist es entsprechend, unmittelbar nach der Sportausübung z. B. gekochte Kartoffeln, Vollkornbrot oder Müsli zu essen. Von Bedeutung ist im Zusammenhang mit der ersten „richtigen" Mahlzeit nach Beendigung des Wettkampfs u. a. auch, den Organismus mit vielen Ballaststoffen zu versorgen (vor dem Wettkampf und während des Wettkampfs sollten diese ja möglichst „ausgeklammert" werden). Analog zur Basisernährung sind Nahrungsmittel mit hoher Nährstoffdichte sowie Nahrungsmittel-(Kombinationen), die biologisch hochwertiges Eiweiß liefern, zu bevorzugen.

Wer sich bereits kurze Zeit nach dem bis dato letzten Wettkampf bzw. der bis dahin letzten Trainingseinheit erneut intensiv belasten möchte bzw. muss, ist in besonderer Weise darauf angewiesen, dass sein Organismus die Glykogenspeicher in der Muskulatur schnell auffüllt. Um dies zu gewährleisten, gilt es, in der Phase nach der sportlichen Betätigung prozentual deutlich mehr Kohlenhydrate aufzunehmen, als im Rahmen der Basisernährung empfohlen. Ansonsten gelingt es nicht, die Glykogenvorräte so schnell wieder aufzufüllen, dass für die nächste Trainingseinheit bzw. den nächsten Wettkampf ausreichend Kohlenhydrate zur Verfügung stehen[15].

Eine gute Wiederauffüllung der Kohlenhydratspeicher gewährleisten u. a. Nudeln, Kartoffeln oder Müsli, d. h., in erster Linie stärkehaltige Nahrungsmittel. Dabei begünstigen insbesondere mehrere kleine kohlenhydratreiche Zwischenmahlzeiten oder kohlenhydratreiche Getränke den schnellen Wiederaufbau der Glykogenreserven (vgl. Konopka, 2012, S. 150). Wer Nudeln, Kartoffeln & Co. um Gemüse oder Obst ergänzt, versorgt seinen Organismus nicht allein mit energieliefernden Nährstoffen und dabei speziell mit Kohlenhydraten, sondern auch mit Mineralstoffen und Vitaminen. Ist hinsichtlich der Auffüllung der Glykogenvorräte „extreme Eile" geboten, könnten auch Kohlenhydratkonzentrate eingesetzt werden (vgl. Kap. 15).

15 *Wer sich über einen extrem langen Zeitraum körperlich betätigt, z. B. in Form eines Marathons, eines 50-km-Rennens im Skilanglauf oder eines 24-h-Rennens im Radsport, der benötigt mitunter bis zu einer Woche, ehe seine Kohlenhydratspeicher wieder komplett gefüllt sind – selbst, wenn die Ernährung sehr kohlenhydratreich gestaltet wird.*

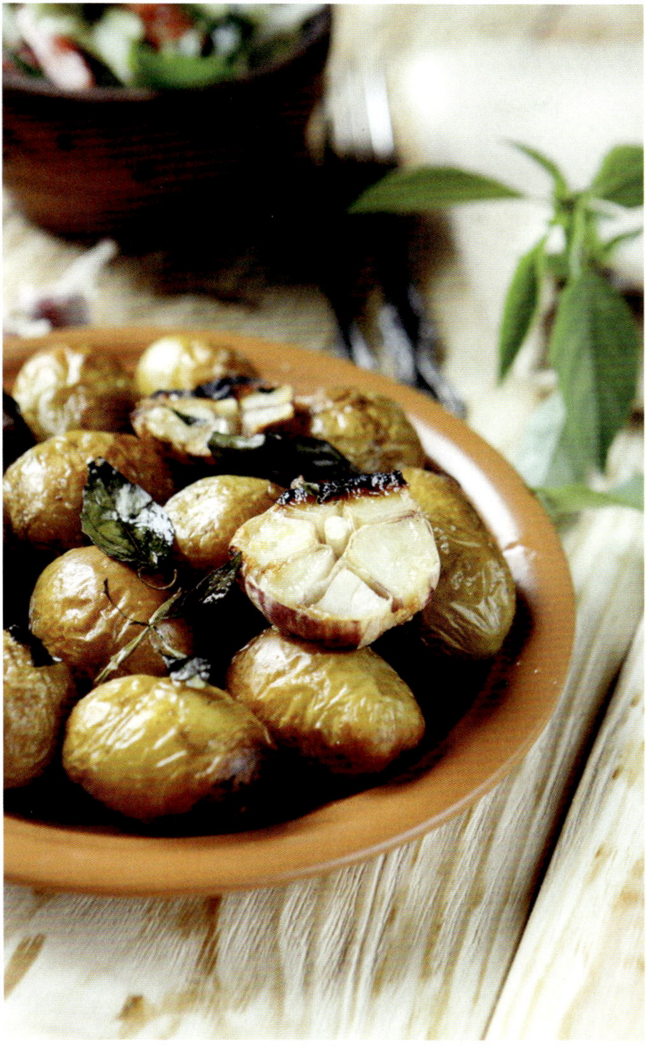

KAPITEL 14

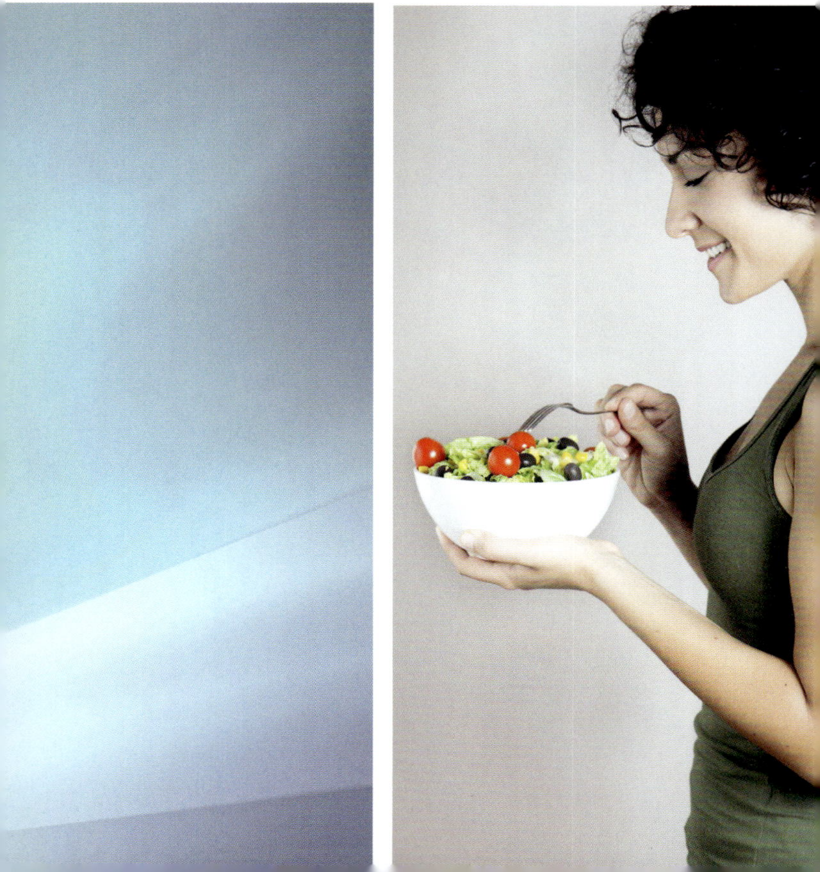

14 WELCHE EMPFEHLUNGEN GELTEN BEZÜGLICH DER ERNÄHRUNG FÜR ATHLETEN, DIE VEGETARIER SIND?

Die Zahl derjenigen Menschen, die sich vegetarisch ernähren, nimmt stetig zu. Nach Angaben des Vegetarierbundes Deutschland (VEBU) ernähren sich hierzulande aktuell rund 8 % der Gesamtbevölkerung vegetarisch (vgl. Schlüter, o. J.). Dabei existieren verschiedene Varianten des Vegetarismus (vgl. Tab. 72), die sich dahin gehend unterscheiden, welche Nahrungsmittel (nicht) konsumiert werden. Bei Veganern spielt zudem der Verzicht auf bestimmte Produkte, die im Alltag relevant sind, eine Rolle. Nach Großhauser (2014, S. 20) gehört diese Gruppe der „strengsten Form des Vegetarismus" an. Sehr strikt in ihrer Ernährungsweise sind auch jene Menschen, die ausschließlich Rohkost zu sich nehmen, d. h., keine erhitzten Nahrungsmittel.

Tab. 72: Formen und Merkmale einer vegetarischen Ernährungsweise in Anlehnung an Großhauser (2014, S. 20).
Eigene Darstellung

Vegetarische Ernährungsvertreter	Merkmale
„Halbvegetarier"	• Fleisch wird in geringen Mengen und bewusst verzehrt. • Fisch wird in geringen Mengen und bewusst verzehrt.
Ovo-lakto-Vegetarier	• Fleisch wird nicht verzehrt. • Fisch und andere im Wasser lebende Tiere werden nicht verzehrt.
Lakto-Vegetarier	• Fleisch wird nicht verzehrt. • Fisch und andere im Wasser lebende Tiere werden nicht verzehrt. • Eier werden nicht verzehrt.
Ovo-Vegetarier	• Fleisch wird nicht verzehrt. • Fisch und andere im Wasser lebende Tiere werden nicht verzehrt. • Milch wird nicht verzehrt. • Milchprodukte werden nicht verzehrt.

Veganer	• Fleisch wird nicht verzehrt. • Fisch und andere im Wasser lebende Tiere werden nicht verzehrt. • Milch wird nicht verzehrt. • Eier werden nicht verzehrt. • Honig wird nicht verzehrt. • Zusätzlich wird auf alles verzichtet, was Rohstoffe oder Zusätze tierischer Herkunft enthält (z. B. Leder, Wolle).
Rohköstler	• Auf Nahrungsmittel tierischer Herkunft wird verzichtet. • Es werden keine erhitzten Nahrungsmittel verzehrt.

Die Frage, ob die vegetarische Ernährung „besser" oder „schlechter" ist als der Konsum von „normaler Mischkost" bzw. ob beide Ernährungsweisen als gleichwertig einzustufen sind, wird kontrovers diskutiert: Während die einen die Meinung vertreten, dass grundsätzlich keine der beiden Formen der jeweils anderen vorzuziehen ist, sind andere der Ansicht, dass die vegetarische Ernährungsweise Vorteile für die Gesundheit – und mitunter auch für die Leistungsfähigkeit – mit sich bringt. Großhauser (2014, S. 21) zufolge wird Vegetariern z. B. ein niedrigeres Risiko zugeschrieben, Herz-Kreislauf-Erkrankungen zu entwickeln. „Verantwortlich" dafür sind insbesondere die bei Vegetariern vergleichsweise besseren Blutfettwerte: Diese wiederum kommen dadurch zustande, dass Personen, die auf Fleisch & Co. verzichten, üblicherweise u. a. weniger gesättigte Fettsäuren und Cholesterin zu sich nehmen.

Allerdings sind all jene Menschen, die sich vegetarisch ernähren, gefordert, eine noch bewusstere und gezieltere Nahrungsmittelauswahl zu treffen als Menschen, die auch Fleisch und Fisch bzw. andere im Wasser lebende Tiere zu sich nehmen. Nur dann kann gewährleistet werden, dass der Organismus zum einen alle Stoffe, die er benötigt, erhält und dies auch noch in ausreichender Menge. Beides – optimale Qualität und Quantität der Ernährung – sind Voraussetzungen, um die bestmögliche Leistungsfähigkeit entwickeln zu können.

Entsprechend müssen Sportler in besonderem Maße ihren Speiseplan geschickt zusammenstellen – schließlich haben sie u. a. in Bezug auf Vitamine und Mineralstoffe einen höheren Bedarf als Personen, die sich relativ wenig körperlich betätigen (vgl. Kap. 8, 9). Nach Pauli und Girreßer (2014, S. 355) gestaltet sich im Zusammenhang mit zahlreichen lebensnotwendigen Stoffen die Deckung des Tagesbedarfs für vegetarisch lebende Athleten weitaus schwieriger als für Athleten, die auch Fleisch zu sich nehmen:

Fleisch enthält viele Stoffe, die gerade auch im Zusammenhang mit Sporttreiben von großer Bedeutung sind: z. B. Eiweiß, Eisen und Vitamine des Vitamin-B-Komplexes (vgl. Kap. 8). Auch andere Mineralstoffe und Vitamine kommen in vergleichsweise großen Mengen in Fleisch vor. Da diese Substanzen bei körperlicher Aktivität verbraucht werden bzw. verloren gehen, ist es von großer Bedeutung, für entsprechenden Nachschub zu sorgen.

Das in Fleisch enthaltene Eiweiß verfügt zugleich über eine hohe biologische Wertigkeit (vgl. Kap. 7). In Bezug auf Eisen gilt: Eisen aus tierischen Nahrungsmitteln kann besser vom Organismus verwertet werden als Eisen aus pflanzlichen Nahrungsmitteln. Das macht es insgesamt leichter, den Tagesbedarf an z. B. eben Eiweiß und Eisen zu decken, als wenn man auf Fleisch verzichtet. Ähnliches gilt im Zusammenhang mit Fisch: Fisch ist ebenfalls reich an Eiweiß, sodass für Vegetarier eine weitere wertvolle Proteinquelle entfällt.

TIPP

Die Eisenaufnahme aus pflanzlichen Nahrungsmitteln kann verbessert werden, wenn man zu einer vegetarischen Mahlzeit z. B. Orangensaft oder Saft aus Sanddornbeeren bzw. aus Schwarzen Johannisbeeren trinkt. Das in diesen Säften in großen Mengen enthaltene Vitamin C fördert die Aufnahme von Eisen. Umgekehrt behindern etliche Substanzen die Verwertung von Eisen. Nahrungsmittel wie Kaffee und Tee sowie Nahrungsmittel, die z. B. Kalzium und Ballaststoffe enthalten, sollten daher spätestens 1-2 Stunden vor jener Mahlzeit, die in besonderer Weise Eisen nachliefern soll, konsumiert werden. Es sei denn eben, man gleicht diesen Effekt aus, indem man zu der Mahlzeit gezielt Vitamin C zu sich nimmt.

Die Deckung des Tagesbedarfs an energieliefernden Nährstoffen, Vitaminen und Mineralstoffen ist aber prinzipiell für Vegetarier genauso gut möglich wie für „Fleischesser". Besonders hochwertiges Protein z. B. ergibt sich durch eine geschickte Kombination von Nahrungsmitteln wie Milch und Kartoffeln. Die biologische Wertigkeit ist in dem Fall sogar oftmals höher als jene, die Fleisch alleine hat.

Vegetarier müssen sich – wie erwähnt – nur noch besser über die Inhaltsstoffe von Nahrungsmitteln informieren als Athleten, die auch

Fleisch essen, ihren Speiseplan besonders durchdacht erstellen und damit rechnen, dass sie mehr „organisatorischen Aufwand" haben, um ihren Organismus bedarfsdeckend zu versorgen. Ist ihnen bewusst, wo eventuell „Defizite lauern" und gelingt es ihnen, diese auszugleichen, d. h., sich auch ohne Fleisch, Fisch & Co. zu 100 % ihrem Bedarf entsprechend zu ernähren, können sie genauso leistungsfähig sein wie vergleichbare Sportler, die ab und zu auch ein Steak oder ein Stück Hähnchenbrust verzehren.

Mehr oder weniger große Unterschiede in der Umsetzung bestehen dabei dahin gehend, welche Form des Vegetarismus gelebt wird: Während Ovo-lakto-Vegetarier noch recht gute Möglichkeiten haben, ihren Bedarf z. B. an Eiweiß, Vitamin B_{12} und Jod zu decken (vgl. Tab. 74), stehen Veganer in Bezug auf die optimale Versorgung des Organismus mit allen erforderlichen Substanzen vor sehr großen Herausforderungen. So sind z. B. Nahrungsmittelkombinationen wie die Ofenkartoffel mit Kräuterquark, die besonders hochwertiges Eiweiß liefern, für sie hinfällig.

Allerdings kommt allen, die sich dieser Ernährungsform verschrieben haben, zugute, dass die Zahl derer, die sich vegan ernähren, in den vergangenen Jahren stark angestiegen ist: Die Industrie reagiert auf die Bedürfnisse von Veganern und stellt z. B. Drinks aus Soja her, die mit Kalzium angereichert sind. Dadurch haben Veganer die Möglichkeit, ähnlich große Mengen an diesem Mineralstoff aufzunehmen wie „Fleischesser" bzw. Vegetarier, die Milch und Milchprodukte verzehren. Denn grundsätzlich enthält Soja weniger Kalzium als Kuhmilch.

„Normale" Sojamilch ist ohnehin bereits seit vielen Jahren im Handel erhältlich – und inzwischen bieten selbst viele Restaurants oder Cafés Kaffeespezialitäten o. Ä. an, die aus Sojamilch hergestellt sind. Damit kommen sie nicht allein dem Wunsch der Veganer nach, sondern gewinnen auch jene Menschen, die an einer Laktoseunverträglichkeit leiden und damit auf Nahrungsmittel bzw. Speisen, die Milchzucker enthalten, verzichten müssen, für sich. Zugleich ist durch den Verzehr von Sojaprodukten (vgl. Tab. 73) gewährleistet, dass man seinen Organismus mit Proteinen von sehr guter Qualität versorgt: Sojaeiweiß hat eine hohe biologische Wertigkeit. Friedrich (2012, S. 93) empfiehlt vegetarisch lebenden Sportlern, grundsätzlich 10-20 % mehr Eiweiß aufzunehmen, als es körperlich aktiven Menschen angeraten wird, die auch Fleisch essen.

Tab. 73: Beispiele für Nahrungsmittel und Speisen aus Soja. Eigene Darstellung

Fruchtshake aus Sojamilch
Milchreis aus Sojamilch
Pfannkuchen aus Sojamilch
Sojabohnen
Sojabohnensprossen
Sojajoghurt
Sojamehl
Sojamilch
Tempeh
Tofu
Vegetarischer Burger

Tab. 74: Möglichkeiten der Versorgung mit Nährstoffen für Vegetarier in Anlehnung an Pauli & Girreßer (2014, S. 357).
Eigene Darstellung

Nährstoff	Beispiele für entsprechende Nahrungsmittel
Eiweiß	Eier, Hülsenfrüchte, Kartoffeln, Milch, Milchprodukte, Nüsse, Samen, Soja, Tofu, Vollkorngetreideprodukte
Vitamin B_{12}	Eier, Milchprodukte, Fruchtsäfte (denen Vitamin B_{12} zugesetzt ist), Sojaprodukte (denen Vitamin B_{12} zugesetzt ist)
Vitamin D	Eigelb, Margarine (der Vitamin D zugesetzt ist), Milchprodukte (denen Vitamin D zugesetzt ist), Pilze
Kalzium	Gemüse, Milch, Milchprodukte, Mineralwasser, Nüsse, Obst, Samen, Vollkorngetreideprodukte
Magnesium	Gemüse, Kerne, Milchprodukte, Mineralwasser, Obst, Samen
Eisen	Eier, Gemüse, Hülsenfrüchte, Kerne, Samen, Soja, Trockenobst, Vollkorn-(Getreide-)Produkte, Rote-Bete-Saft
Jod	Eier, Jodsalz, Milch
Zink	Kerne, Milchprodukte, Nüsse, Samen, Vollkorngetreideprodukte

Veganer müssen in besonderer Weise darauf achten, keine Defizite im Hinblick auf z. B. (bestimmte) Vitamine und Mineralstoffe zu erleiden. All jenen, die sich für diese Ernährungsform entschieden haben, wird empfohlen, in regelmäßigen Abständen mit einem Mediziner zu besprechen, inwieweit eine Überprüfung des Versorgungszustandes des Organismus angebracht ist. Dies gilt erst recht für vegan lebende Personen, die ambitioniert Sport treiben. Erfolgt eine Untersuchung und ergibt diese eine Unterversorgung, wird i. d. R. die Verwendung von Nahrungsergänzungsmitteln angeraten. So erweist sich z. B. oftmals eine Supplementierung von Vitamin B_{12} als sinnvoll bzw. erforderlich. Leistungssport bei bestehenden Mangelzuständen zu betreiben, ist nicht allein kurzfristig (reduzierte Leistungsfähigkeit), sondern vor allem auch langfristig (Schädigung der Gesundheit) nicht sinnvoll bzw. sogar regelrecht riskant. Gleichwohl sollte nicht eigenständig zu Nahrungsergänzungsmitteln gegriffen werden (vgl. Kap. 15).

TIPP

Wer sich vegetarisch ernährt, muss sich noch besser über die Inhaltsstoffe der verschiedenen Nahrungsmittel informieren als jemand, der nicht auf Fleisch, Fisch und ggf. weitere Nahrungsmittel(gruppen) verzichtet. Nur dann hat derjenige die Möglichkeit, seinen Tagesbedarf an energieliefernden Nährstoffen, Vitaminen und Mineralstoffen zu decken und somit genauso leistungsfähig zu sein wie ein Athlet, der „normale Mischkost" zu sich nimmt.

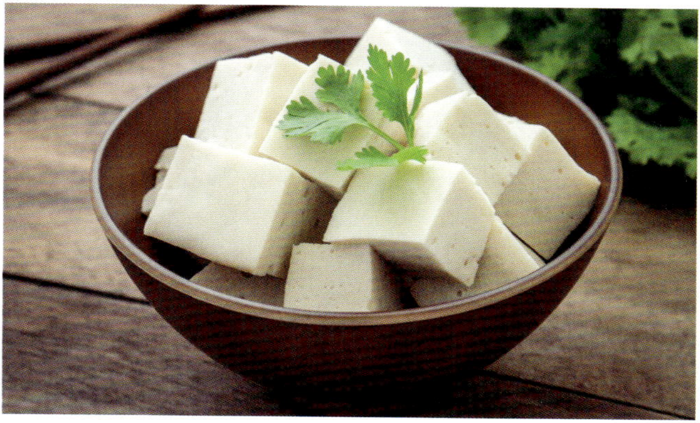

KAPITEL 15

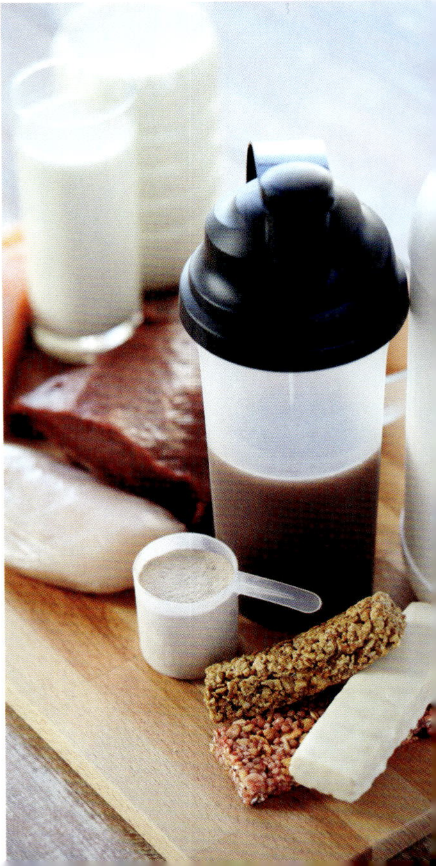

15 WELCHE EMPFEHLUNGEN GELTEN IM ZUSAMMENHANG MIT NAHRUNGSERGÄNZUNGSMITTELN?

Obwohl man als Athlet im Vergleich zu nicht sportlich aktiven Personen einen erhöhten Bedarf u. a. an energieliefernden Nährstoffen, Vitaminen und Mineralstoffen hat, ist es – wie bereits angedeutet – üblicherweise nicht erforderlich, Nahrungsergänzungsmittel oder Konzentrate an bestimmten Substanzen zu sich zu nehmen. Voraussetzung ist allerdings, dass man seinen Speiseplan so gestaltet, dass man sich hinsichtlich Quantität und Qualität seinem Bedarf entsprechend ernährt.

Es müssen beispielsweise vielfältige Nahrungsmittel konsumiert werden, diese müssen eine hohe Nährstoffdichte aufweisen, der Energiebedarf sollte primär in Form komplexer Kohlenhydrate gedeckt werden und es gilt dafür Sorge zu tragen, dass alle benötigten Substanzen in der jeweils sinnvollen Menge aufgenommen werden. Im Falle z. B. einer Mangelernährung gestaltet sich speziell Letzteres schwierig. Wer seinem Organismus hingegen die Menge an Kalorien zuführt, die er aufgrund seiner sportlichen Aktivität benötigt (d. h., insgesamt mehr als eine vergleichbare Person, die sich relativ wenig belastet und dadurch weniger Energie verbraucht), nimmt i. d. R. auch vermehrt Vitamine auf. Präparate sollten ausschließlich dann verwendet werden, wenn dies aus medizinischen Gründen sinnvoll ist. Entsprechend kann diese Entscheidung lediglich ein Arzt treffen.

Ein Grund, aus dem Vitaminpräparate – zumindest für einen gewissen Zeitraum – angewendet werden könnten, ist eine bestehende oder in den Anfängen begriffene Unterversorgung mit (bestimmten) Vitaminen. Allerdings: Ist ein Mangel diagnostiziert, sollten grundsätzlich zunächst die (möglichen) Ursachen ermittelt und sollte überprüft werden, inwieweit sich der gegebene Zustand über eine Umstellung der Ernährung verändern lässt. Erst wenn keine Möglichkeit gesehen wird, dass mit einer solchen die Unterversorgung (zeitnah) behoben werden kann, empfiehlt sich der Einsatz von Vitaminpräparaten. Ziel muss es ganz allgemein sein, Vitaminpräparate möglichst schnell wieder abzusetzen. Im Optimalfall „begleiten" sie höchstens die Umstellung der Ernährung, sodass der Mangel relativ schnell behoben werden kann, langfristig aber die veränderten Ernährungsgewohnheiten einen (erneut) eintretenden Vitaminmangel verhindern.

Steht fest, dass die Anwendung von Vitaminpräparaten erforderlich bzw. sinnvoll ist, muss mit dem behandelnden Arzt nicht allein besprochen werden, wie lange diese eingesetzt werden sollen, sondern auch, welche Dosis zweckmäßig ist. Diese ist u. a. abhängig davon, wie intensiv der Betreffende sportlich aktiv ist und ob er zum Zeitpunkt, an dem mit dem Einsatz der Präparate begonnen wird, gesundheitliche Beeinträchtigungen aufweist. Denn nicht allein durch Defizite leidet die Gesundheit, sondern auch Überdosierungen können in dieser Hinsicht negative Konsequenzen haben. Eine Gefahr besteht in dieser Hinsicht speziell im Zusammenhang mit den fettlöslichen Vitaminen A und D (vgl. Kap. 8).

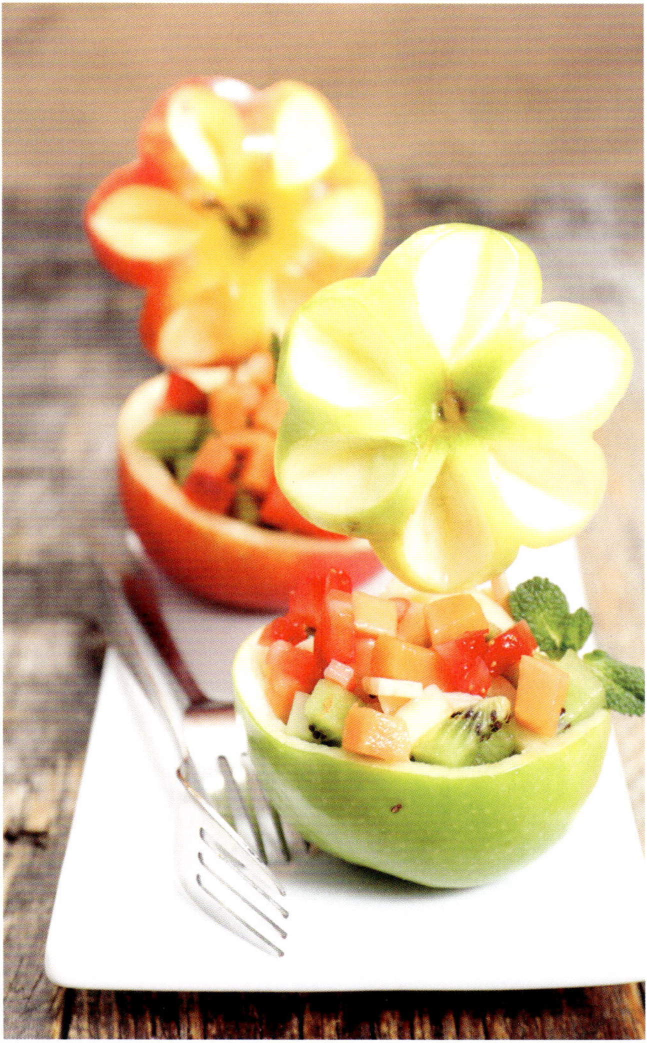

Graf, Gottwald, Köhler, Rost und Schänzer (2012, S. 157) weisen darauf hin, dass die Frage danach, welche Rolle Vitamine im Hinblick auf die Abwehr von Infekten spielen, noch umstritten ist. Entsprechend müssen all jene Menschen, die Vitaminpräparate mit dem Ziel verwenden, einer Erkältung etc. vorzubeugen, bedenken, dass dies möglicherweise nicht den Nutzen hat, wie sie ihn sich versprechen.

TIPP

Wird die Energieaufnahme über einen längeren Zeitraum eingeschränkt (z. B. um abzunehmen bzw. um ein niedriges Körpergewicht zu halten), muss in besonderer Weise auf eine ausreichende Zufuhr an Vitaminen geachtet werden. In diesem Fall kann der Einsatz von Vitamin-Mineralstoffpräparaten nützlich sein. Sie helfen dabei, Defiziten vorzubeugen bzw. evtl. bereits aufgetretene Defizite auszugleichen. Sofern kein Defizit an einem einzelnen Vitamin vorliegt, wird üblicherweise die Anwendung von Multivitaminpräparaten empfohlen (vgl. Pauli & Girreßer, 2014, S. 219).

Im Zusammenhang mit Mineralstoffen gilt das Gleiche wie in Bezug auf Vitamine: Wird die Ernährung ausgewogen, entsprechend umfangreich und qualitativ sinnvoll gestaltet, ist es nicht erforderlich, Mineralstoffe in Form von Tabletten oder speziellen Sportgetränken zuzuführen (vgl. ebd., S. 165). Mangelerscheinungen sind insgesamt eher selten, speziell im Zusammenhang mit den in Kap. 9 thematisierten Mengenelementen (Chlor, Kalium, Kalzium, Magnesium, Natrium, Phosphor). In Bezug auf die erwähnten Spurenelemente (vgl. ebd.;

Chrom, Eisen, Fluor, Jod, Kupfer, Mangan, Molybdän, Selen, Zink) stellen sich hingegen weitaus eher Unterversorgungen ein, wobei davon insbesondere die Spurenelemente Eisen und Jod betroffen sind.

Faktoren, die eine Unterversorgung mit (bestimmten) Mineralstoffen bewirken können, sind z. B. eine ungünstige Zusammenstellung des Speiseplans, Durchfallerkrankungen, die Einnahme von Abführmitteln, Sportarten/Disziplinen, bei denen die körperliche Aktivität mit Erschütterungen bzw. mit dem Aufbau eines hohen Drucks einhergeht (z. B. Laufen, Skispringen, Rudern), und die Menstruation. Liegen diese „Risikofaktoren" vor, muss die Nahrungsmittelauswahl besonders aufmerksam getroffen werden, damit der Organismus alle benötigten Substanzen in der jeweils optimalen Menge erhält, d. h., damit die durch die Sportausübung entstandenen Verluste aufgefangen werden können bzw. der erhöhte Bedarf gedeckt werden kann.

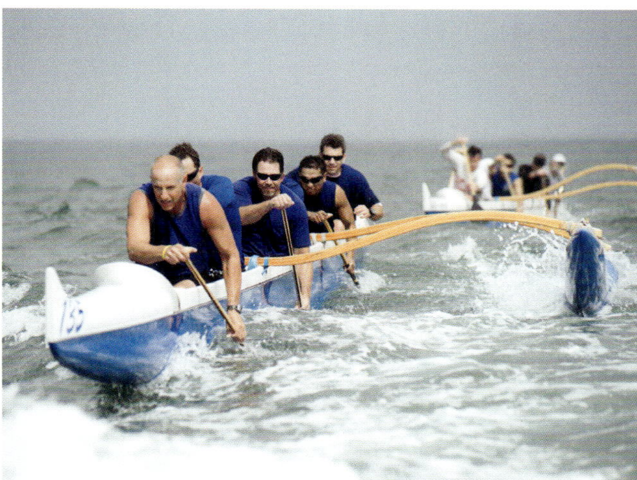

Wird seitens eines Mediziners dennoch ein Mangel diagnostiziert, sollte zunächst die Nahrungsmittelauswahl noch bewusster gestaltet bzw. die Ernährung umgestellt werden. Erst wenn diese Maßnahmen keinen Erfolg zeigen, d. h., der Mangelzustand dadurch nicht (zeitnah) behoben werden kann, erscheint der Einsatz von Mineralstoffpräparaten sinnvoll. Allerdings sollte dies – wie in Bezug auf die Vitamine – nicht auf Eigeninitiative geschehen, sondern es gilt abzuwarten, ob/bis der Arzt „grünes Licht" gibt. Er wird mit Ihnen zugleich die Anwendungsdauer sowie die Dosierung besprechen.

Schwierig wird es, wenn jemand sich ungenügend/unzureichend ernährt, daraus Unterversorgungen resultieren und derjenige diese Mangelernährung nicht aufgeben möchte – etwa, weil für die von ihm ausgeübte Sportart/Disziplin ein bestimmtes bzw. vergleichsweise niedriges Körpergewicht günstig ist. Zwar kann die Nahrungsmittelauswahl auch in diesem Fall noch gezielter erfolgen, aber aufgrund der insgesamt zu geringen Kalorienzufuhr wird vermutlich trotzdem in Bezug auf bestimmte Mineralstoffe nicht die erforderliche Menge aufgenommen werden. Dann müssen direkt und ggf. auch über einen längeren Zeitraum Nahrungsergänzungsmittel zum Einsatz kommen. Wer sich unterkalorisch ernährt, sollte sich erst recht von seinem Arzt dahin gehend beraten lassen. Auch Veganer sind grundsätzlich gefährdet, Unterversorgungen zu erleiden. Insofern wird auch all jenen Menschen, die sich dieser Ernährungsweise verschrieben haben, angeraten, sich regelmäßig bei einem Mediziner einem „Nährstoffcheck" zu unterziehen.

TIPP

Ziel muss es immer sein, die Ernährung so zu gestalten, dass darüber eine ausreichende Versorgung mit allen benötigten Substanzen gegeben ist. Dazu zählen nicht allein die energieliefernden Nährstoffe, sondern u. a. auch Vitamine und Mineralstoffe.

Nach Köhler und Schänzer (2012, S. 189) verweist die aktuelle wissenschaftliche Datenlage darauf, dass „nur eine geringe Anzahl an Substanzen einen potenziellen Einfluss auf die Leistungsfähigkeit bzw. Gesundheit von Sportlern hat". Regelrecht gefährlich wird es für Athleten, insbesondere für jene, die Leistungssport betreiben, wenn sie Nahrungsergänzungsmittel zu sich nehmen, die z. B. verunreinigt sind, d. h., Substanzen enthalten, die auf der sogenannten *Prohibited List* der Welt Anti-Doping Agentur (World Anti-Doping Agency, 2014) stehen. In ihr sind all jene Wirkstoffe und Methoden aufgeführt, die weder im Training noch im Wettkampf eingenommen bzw. angewendet werden dürfen. Hilfreich ist in diesem Zusammenhang die sogenannte *Kölner Liste*®. Sie beinhaltet Nahrungsergänzungsmittel sowie andere sportaffine Ernährungsprodukte, die auf Dopingsubstanzen getestet wurden (vgl. Pauli & Girreßer, 2014, S. 69).

Tab. 75: Beispiele für Gefahren, die mit der Verwendung von Nahrungsergänzungsmitteln einhergehen können.
Eigene Darstellung

Dopingvergehen (unbewusst aufgrund von z. B. Verunreinigung)
Nebenwirkungen (z. B. Unverträglichkeit, andere unerwünschte körperliche Reaktionen)
Gesundheitliche Gefahren aufgrund von Überdosierungen
Leistungsabfall (als Folge von z. B. Nebenwirkungen)

Ein Nahrungsergänzungsmittel im Sinne der sogenannten *Verordnung über Nahrungsergänzungsmittel* (Nahrungsergänzungsmittelverordnung – NemV) ist „ein Lebensmittel, das

1. *dazu bestimmt ist, die allgemeine Ernährung zu ergänzen,*
2. *ein Konzentrat von Nährstoffen oder sonstigen Stoffen mit ernährungsspezifischer oder physiologischer Wirkung allein oder in Zusammensetzung darstellt und*
3. *in dosierter Form, insbesondere in Form von Kapseln, Pastillen, Tabletten, Pillen und anderen ähnlichen Darreichungsformen, Pulverbeuteln, Flüssigampullen, Flaschen mit Tropfeinsätzen und ähnlichen Darreichungsformen von Flüssigkeiten und Pulvern zur Aufnahme in abgemessenen kleinen Mengen, in den Verkehr gebracht wird." [Verordnung über Nahrungsergänzungsmittel (Bundesministerium der Justiz und für Verbraucherschutz, 2004)].*

Als Nährstoffe gelten danach Vitamine und Mineralstoffe.

Nach Köhler und Schänzer (2012, S. 189) bedeutet dies für Nahrungsergänzungsmittel „mit sportbezogener Ausrichtung, dass keine spezifische Wirkung für Sportler notwendig ist und somit der Ergänzungscharakter zur allgemeinen Ernährung ausreicht".

Wer als Sportler seine normale Ernährung um Produkte dieser Art ergänzt, tut dies üblicherweise mit dem Ziel bzw. in dem Glauben, damit seine Leistungsfähigkeit zu erhöhen, seine Regeneration zu beschleunigen bzw. zu verbessern und insgesamt seiner Gesundheit etwas Gutes zu tun. Dass immer mehr Menschen Nahrungsergänzungsmittel nutzen, belegt nicht zuletzt die Tatsache, dass die Hersteller von Mineralstoffpräparaten, Vitaminpräparaten, Sportgetränken, Kohlenhydratpräparaten, Eiweißpräparaten & Co. hohe – und z. T. immer höhere – Umsätze verzeichnen.

Diejenigen wissenschaftlichen Untersuchungen, die überhaupt belastbare Daten zur Wirksamkeit von Nahrungsergänzungsmitteln liefern, zeigen, dass lediglich sehr wenige Substanzen bzw. Präparate, die von Athleten häufig verwendet werden, positive Effekte auf die sportliche Leistungsfähigkeit haben. U. a. wurde nachgewiesen, dass die Verwendung kohlenhydrathaltiger Präparate in einer Menge von 60-90 g/h die Ausdauerleistungsfähigkeit verbessert (vgl. Jeukendrup, 2008, zitiert nach Köhler & Schänzer, 2012, S. 192).

Grundsätzlich müssen im Zusammenhang mit der Verwendung von Nahrungsergänzungsmitteln zudem individuelle Gegebenheiten (vgl. Tab. 76) berücksichtigt werden. So kann es sein, dass ein bestimmtes Präparat, wenn es in gleicher Häufigkeit und gleicher Dosierung von zwei Sportlern eingenommen wird, sehr unterschiedliche Effekte mit sich bringt. Hinzu kommt, dass die Wirksamkeit der entsprechenden Präparate sozusagen unter „Laborbedingungen" nachgewiesen wurde. Köhler und Schänzer (2012, S. 193) zufolge ist „ein unangemessener Einsatz in Bezug auf Dosierung, Zeitpunkt und Anwendungsbereich ebenso möglich wie das Auftreten von Nebenwirkungen".

Tab. 76: Beispiele für Faktoren, die Einfluss auf die Wirkung von Nahrungsergänzungsmitteln haben können.
Eigene Darstellung

Akute Erkrankungen
Ernährungsverhalten
Geschlecht
Leistungsniveau, auf dem die Sportart/Disziplin ausgeübt wird
Trainingszustand

Wie im Zusammenhang mit Vitamin- bzw. Mineralstoffpräparaten erwähnt, können Nahrungsergänzungsmittel mitunter allerdings durchaus nützlich sein. Köhler und Schänzer (2012, S. 194) z. B. verweisen darauf, dass Produkte dieser Art „aufgrund ihrer hohen Nährstoffdichte in besonderen Situationen durchaus eine sinnvolle Ergänzung zu einer ansonsten nichtadäquaten Ernährung" sein können. Dies betrifft z. B. Phasen, in denen die Nahrungsmittelauswahl eingeschränkt ist oder in denen man sein Körpergewicht aus sportartspezifischen Gründen reduzieren muss, bzw. weil man bestimmte Nahrungsmittel nicht verträgt. Nahrungsergänzungsmittel dürfen aber niemals als Ersatz für die normale Ernährung dienen. Vielmehr sollten sie – wie der Name nahelegt – höchstens als Ergänzung eingesetzt werden. Ziel muss es sein, so häufig wie möglich eine dem individuellen Bedarf entsprechende und ausgewogene Ernährung zu gewährleisten.

Eine Ausnahmesituation, in der Präparate durchaus hilfreich sein können, ist z. B. dann gegeben, wenn die Glykogenvorräte in sehr kurzer

Zeit wieder möglichst gut gefüllt werden müssen, weil relativ kurz nach dem bis dato letzten anstrengenden Wettkampf ein weiterer ansteht. In dem Fall bieten sich Kohlenhydratkonzentrate an. Dazu zählen sogenannte *Energiegels* oder *Energieriegel*. Sie enthalten kurzkettige und langkettige Kohlenhydrate in einem günstigen Verhältnis, sodass sie zum einen eine schnelle Zufuhr an Energie gewährleisten und zum anderen eine Energiezufuhr über einen längeren Zeitraum (vgl. Kap. 5). Beim Kauf solcher Produkte ist darauf zu achten, dass sie mit Vitaminen und Mineralstoffen angereichert sind, sodass sie auch in dieser Hinsicht für Ersatz sorgen. Ein Nachschub an Vitaminen ist während der Sportausübung allerdings nicht erforderlich (vgl. Kap. 8), d. h., die Tatsache, dass ein Produkt Vitamine (in einem günstigen Verhältnis zueinander und in jeweils sinnvoller Menge) enthält, ist in erster Linie für die Regenerationsphase bedeutsam. Wer Energieriegel zu sich nimmt, denen darüber hinaus Eiweiß zugesetzt ist, fördert damit den Wiederaufbau der Glykogenreserven (vgl. Kap. 13).

Während eines länger andauernden bzw. eines intensiven Wettkampfs trägt auch die Verwendung spezieller Kohlenhydrat-Mineralstoff-Getränke zum Erhalt der Leistungsfähigkeit bei. Wer sich mehr als eine Stunde belastet und dabei viel schwitzt, ist gefordert, die mit dem Schweiß einhergehenden Verluste – an Flüssigkeit und an Mineralstoffen – aufzufangen. Nach Konopka (2012, S. 174) hat es sich bewährt, zugleich Kohlenhydrate aufzunehmen. Dadurch können die Glykogenspeicher geschont werden. Während der körperlichen Aktivität muss primär Natrium zugeführt werden, in einem zweiten Schritt – wenn die Belastung mindestens ca. zwei Stunden andauert bzw. wenn die Glykogenspeicher in der Muskulatur zur Neige gehen – auch Kalium. Getränke, welche die genannten Voraussetzungen – Flüssigkeitsersatz, Ersatz von Mineralstoffen, Nachschub von Energie in Form von

Kohlenhydraten – erfüllen müssen, lassen sich allerdings auch leicht selbst herstellen: z. B. in Form einer Saftschorle, für die sehr natriumreiches Mineralwasser verwendet wurde.

In der Regenerationsphase nutzen viele Leistungssportler sogenannte *Recovery-Drinks*. Dabei handelt es sich um Produkte, die Kohlenhydrate, Eiweiß, Mineralstoffe und Vitamine in einem Verhältnis enthalten, wie sie zum Aufbau und zur Regeneration günstig sind (vgl. Konopka, 2012, S. 174). Hilfreich sind sie insbesondere dann, wenn der Appetit aufgrund einer vorangegangenen, intensiven Belastung noch nicht wieder da ist. Mitunter sind diese Regenerationsdrinks auch im Rahmen von Wettkämpfen nützlich, bei denen an einem Tag mehrere Starts vorgesehen sind (z. B. Basketballturnier mit mehreren Spielen, Ruderregatta mit mehreren Läufen). Aber auch diese „Spezialgetränke" könnten gut aus „normalen" Nahrungsmitteln gemixt bzw. die darin enthaltenen Stoffe könnten problemlos über „normale" Speisen und Getränke aufgenommen werden.

Eine ausreichende Versorgung mit Eiweiß sollte bei einer den Empfehlungen entsprechenden Ernährung gewährleistet sein. Die Verwendung von Proteinkonzentraten ist daher höchstens dann sinnvoll, wenn sich ein Sportler nicht optimal ernährt bzw. in einer Situation/Phase nicht optimal ernähren kann oder wenn „Ausnahmesituationen" gegeben sind. Nach Konopka (2012, S. 172) existieren vier wesentliche Gründe für den Einsatz von speziellen Eiweißpräparaten (vgl. Tab. 77).

Tab. 77: Hauptgründe für den Einsatz von Eiweißkonzentraten in Anlehnung an Konopka (2012, S. 172).
Eigene Darstellung

Situation	Ergänzende Hinweise
Krafttraining mit hoher Intensität	Besonders bei schweren Athleten
Schnelligkeits-, Schnellkraft- und auch Ausdauertraining von sehr hoher Intensität	Gilt für Athleten in allen Sportartengruppen
Appetitmangel	Im Fall hoher Belastungsanforderungen (hohe Trainingsintensität bei großem Trainingsumfang)
Zur Gewichtsabnahme	Fettgewebe wird abgebaut, Muskulatur bleibt erhalten

Wer Eiweißkonzentrate verwendet, sollte darauf achten, dass das jeweilige Produkt alle lebensnotwendigen Aminosäuren (vgl. Kap. 7) enthält. Zugleich muss das Verhältnis der einzelnen Aminosäuren zueinander stimmen. Nur dann ist gesichert, dass das Konzentrat über eine hohe biologische Wertigkeit verfügt. Proteinpräparate haben im Vergleich zu „normalen" Nahrungsmitteln u. a. den Vorteil, dass sie sehr wenig Fett enthalten und grundsätzlich – wie pflanzliche Nahrungsmittel – frei von Cholesterin sind. Da Eiweiß nicht lange im Organismus gespeichert werden kann, ist es sinnvoll, die entsprechenden Produkte 1-2 Stunden vor bzw. in der ersten Mahlzeit nach der Sportausübung anzuwenden (vgl. Konopka, 2012, S. 173). Schließlich hat die Aufnahme von Eiweiß den größten Effekt, wenn sie zeitlich relativ eng mit der körperlichen Betätigung verbunden ist.

TIPP

Setzen Sie Nahrungsergänzungsmittel ausschließlich in „Ausnahmesituationen" und dann auch nur nach Rücksprache mit einem Mediziner ein. Zugleich sollte die Dauer der Anwendung möglichst kurz und die aufgenommene Menge des jeweiligen Präparats möglichst klein ausfallen.

Nachgewiesen ist auch, dass Koffein die Ausdauerleistungsfähigkeit steigern kann (vgl. Doherty et al., 2005, zit. nach Köhler & Schänzer, 2012, S. 192): Nach Graf, Gottwald, Köhler, Rost und Schänzer (2012, S. 185) beschleunigt Koffein „genau wie Adrenalin und mit diesem zusammen die Stoffwechselprozesse". Insbesondere Glykogen wird durch den Einfluss von Koffein schneller abgebaut, aber auch der Abbau von Fetten vollzieht sich in kürzerer Zeit. Ganz allgemein regt Koffein – das u. a. in Kaffee(spezialitäten), in Cola und in manchen „Energydrinks" enthalten ist – das Herz-Kreislauf-System und das zentrale Nervensystem an. Dadurch werden Wachheitsgrad und Aufmerksamkeit gesteigert, was wiederum positive Effekte z. B. auf Koordination und Konzentration hat (vgl. Raschka & Ruf, 2012, S. 128).

Wer über einen längeren Zeitraum sehr viel Koffein zu sich nimmt, muss allerdings u. a. mit Schlafstörungen und gravierenden gesundheitlichen Konsequenzen rechnen. Außerdem müssen die Anti-Doping-Regeln beachtet werden, wenn Koffein vor einem Wettkampf bzw. während eines Wettkampfs zum Einsatz kommt (vgl. Graf, Gottwald, Köhler, Rost & Schänzer, 2012, S. 186). Stand Koffein bis 2004 auf der WADA-Verbotsliste, zählt die Substanz seitdem lediglich zum sogenannten *Monitoring-Programm* der Welt Anti-Doping Agentur.

Dieses dient dazu, Substanzen bei Dopingkontrollen mit analysieren zu lassen, um so die Entwicklung des Missbrauchs beobachten zu können (vgl. Nationale Anti-Doping Agentur Austria GmbH, o. J.). Finden sich zunehmend Hinweise auf eine missbräuchliche Verwendung zur Leistungssteigerung im Sport, wird die betreffende Substanz wieder auf die Verbotsliste gesetzt (vgl. ebd.). Die Konzentration von Koffein im Blutserum ist ca. 30 Minuten nach der Aufnahme am höchsten. Entwässernde Wirkung scheint Koffein übrigens nur bei jenen Menschen zu haben, die es nicht gewöhnt sind, Koffein zu sich zu nehmen (vgl. ebd.).

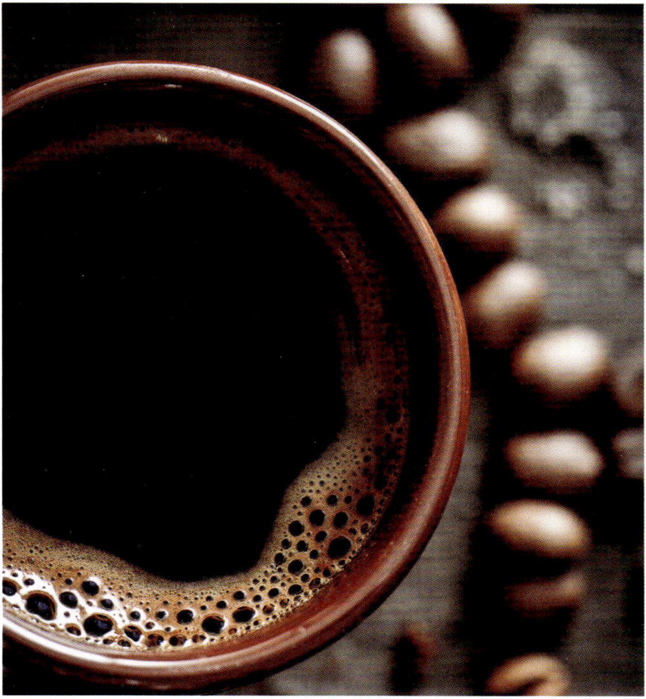

ANHANG

LITERATURVERZEICHNIS

Bundesministerium der Justiz und für Verbraucherschutz (2004). *Verordnung über Nahrungsergänzungsmittel (Nahrungsergänzungsmittelverordnung – NemV)*. Zugriff am 24. Oktober 2015 unter *http://www.gesetze-im-internet.de/bundesrecht/nemv/gesamt.pdf.*

Deutsche Gesellschaft für Ernährung. (Hrsg). (o.J.a). *Energie.* Zugriff am 7. November 2015 unter *https://www.dge.de/wissenschaft/referenzwerte/energie.*

Deutsche Gesellschaft für Ernährung. (Hrsg). (o.J.b). *Referenzwerte Protein.* Zugriff am 13. Juli 2015 unter *https://www.dge.de/wissenschaft/referenzwerte/protein.*

Deutsche Gesellschaft für Fettwissenschaft. (Hrsg). (2011). *Fettgehalte verschiedener Lebensmittel.* Zugriff am 16. Oktober 2015 unter *www.dgfett.de/material/fettgeh.php.*

Doherty, M. & Smith, P. M. (2005). Effects of caffeine ingestion on rating of perceived exertion during and after exercise: A meta-analysis. *Scandinavian Journal of Medicine & Science in Sports, 15,* 69-78.

Friedrich, W. (2012). *Optimale Sporternährung. Grundlagen für Leistung und Fitness im Sport* (2. Aufl.). Balingen: Spitta Verlag.

Graf, C., Gottwald, K., Köhler, K., Rost, R. & Schänzer, W. (2012). Sporternährung. In C. Graf (Hrsg.), *Lehrbuch Sportmedizin. Basiswissen, präventive, therapeutische und besondere Aspekte* (2. Aufl.) (S. 137-188). Köln: Deutscher Ärzte-Verlag.

Großhauser, M. (2014). *Ernährung im Sport für Vegetarier und Veganer.* Aachen: Meyer & Meyer Verlag.

Jeukendrup, A. E. (2004). Carbohydrate intake during exercise and performance. *Nutrition, 20,* 669-677.

Köhler, K. & Schänzer, W. (2012). 5.8 Nahrungsergänzungsmittel. In C. Graf (Hrsg.), *Lehrbuch Sportmedizin. Basiswissen, präventive, therapeutische und besondere Aspekte* (2. Aufl.) (S. 189-196). Köln: Deutscher Ärzte-Verlag.

Konopka, P. (2012). *Sporternährung* (13. Aufl.). München: BLV Buchverlag.

Nationale Anti-Doping Agentur Austria (Hrsg.). (o. J.). *Koffein.* Zugriff am 25.10.2015 unter *http://www.nada.at/de/kontrolle/ungewollt-gedopt/marketshow-koffein.*

Neumann, G. (2014). *Ernährung im Sport* (7. Aufl.). Aachen: Meyer & Meyer Verlag.

Pauli, C. & Girreßer, U. (2014). *Ausdauersport und Ernährung.* Aachen: Meyer & Meyer Verlag.

Raschka, C. & Ruf, S. (2012). *Sport und Ernährung.* Stuttgart: Georg Thieme Verlag.

Schek, A. (2005). *Top-Leistung im Sport durch bedürfnisgerechte Ernährung.* Münster: Philippka-Sportverlag.

Schlüter, H. (o. J.). *Geschichte des Vegetarismus und Veganismus.* Zugriff am 6. November 2015 unter *https://vebu.de/themen/menschen/geschichte-des-vegetarismus.*

Wagner, G. & Schröder, U. (2004). *Essen – Trinken – Gewinnen. Praxishandbuch für die Sporternährung.* Darmstadt: pala-Verlag.

Wagner, G., Peil, J. & Schröder, U. (2011). *Trink Dich fit. Handbuch für das richtige Trinken.* Sport – Beruf – Freizeit. Darmstadt: pala-Verlag.

World Anti Doping Agency. (2014). *The 2015 prohibited list.* Zugriff am 24. Oktober 2015 unter *https://wada-main-prod.s3.amazonaws.com/resources/files/wada-2015-prohibited-list-en.pdf.*

KONTAKTDATEN DER AUTORIN

Dr. Claudia Pauli

Waldbleeke 36
45481 Mülheim an der Ruhr
Tel. Büro: 0208 / 69 866 296
E-Mail: claudia.pauli@cp-presse.de
Web: www.cp-presse.de

BILDNACHWEIS

Cover: Andreas Reuel

Coverfotos:
rechtes Bild: ©Thinkstockphotos/iStock/Wavebreakmedia Ltd
links unten: ©Thinkstockphotos/iStock/Lecic
links oben: ©Thinkstockphotos/iStock/Purstock

Fotos Innenteil: ©Thinkstockphotos/iStock

Satz: Claudia Sakyi

Lektorat: Dr. Irmgard Jaeger

UNSERE KOMPAKT-REIHE

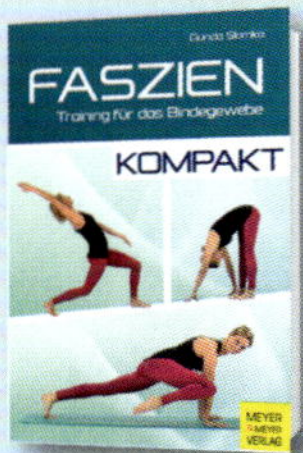

Guunda Slomka
FASZIEN KOMPAKT
ISBN 978-3-89899-995-3
€ [D] 9,95/€ [A] 10,30

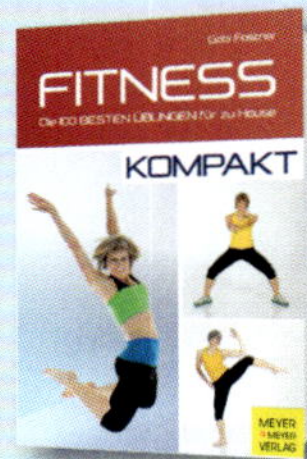

Gabi Fastner
FITNESS KOMPAKT
ISBN 978-3-89899-965-6
€ [D] 9,95/€ [A] 10,30

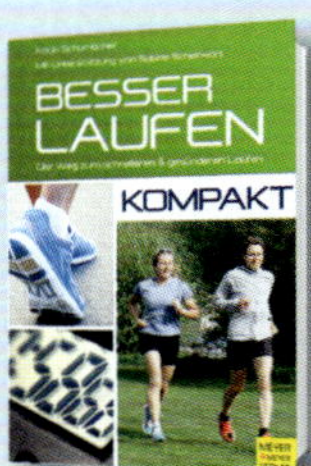

Katja Schumacher
BESSER LAUFEN KOMPAKT
ISBN 978-3-89899-878-9
€ [D] 9,95/€ [A] 10,30

Alle Bücher auch als E-Books erhältlich.

Abonnieren Sie unseren kostenlosen Newsletter unter **www.dersportverlag.de**

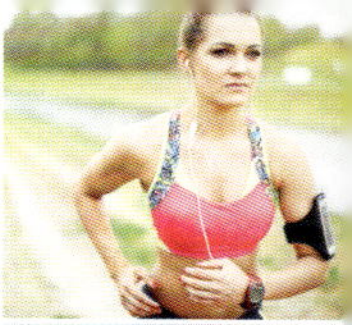

SO BLEIBEN SIE FIT

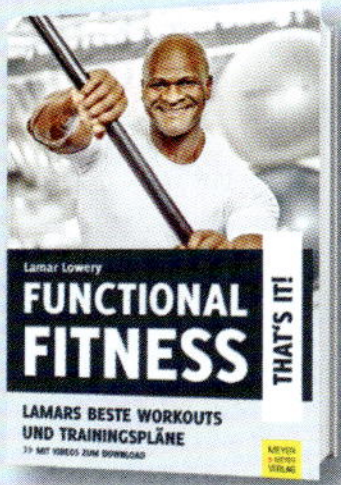

Lamar Lowery
FUNCTIONAL FITNESS
ISBN 978-3-89899-992-3
€ [D] 19,95/€ [A] 20,60

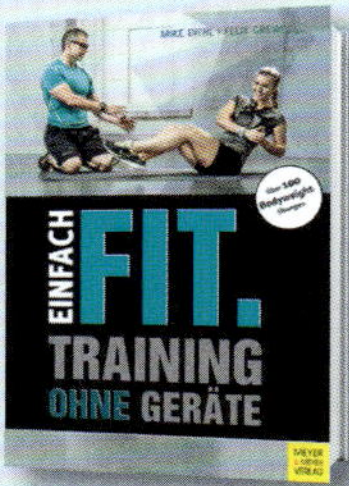

Grewe/Diehl
EINFACH FIT.
ISBN 978-3-89899-961-8
€ [D] 16,95/€ [A] 17,50

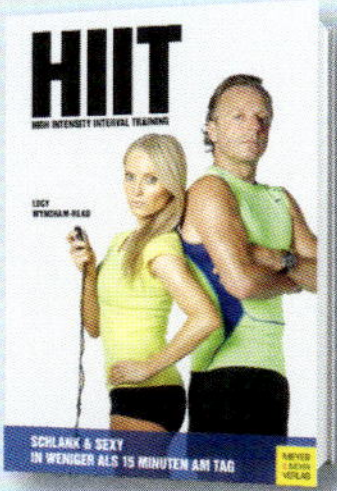

Lucy Wyndham-Read
HIIT – HIGHT INTENSITY INTERVAL TRAINING
ISBN 978-3-89899-994-6
€ [D] 16,95/€ [A] 17,50

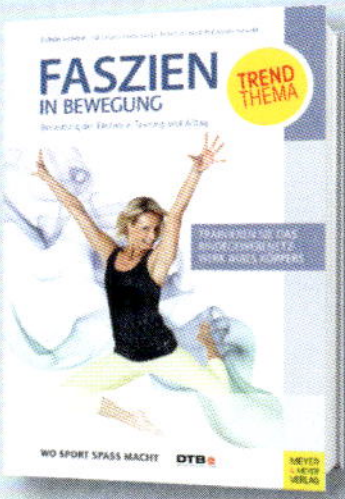

Gunda Slomka
FASZIEN IN BEWEGUNG
ISBN 978-3-89899-848-2
€ [D] 19,95/€ [A] 20,60

Preisänderungen vorbehalten und Preisangaben ohne Gewähr! © ThinkstockPhotos_iStock_gpointstudio

Unsere Bücher erhalten Sie online oder bei Ihrem Buchhändler.

MEYER & MEYER
Fachverlag
Von-Coels-Str. 390
52080 Aachen

Telefon 02 41 - 9 58 10 - 13
Fax 02 41 - 9 58 10 - 10
E-Mail vertrieb@m-m-sports.com
Website www.dersportverlag.de

MEYER & MEYER VERLAG